判定区分に迷わない

健診心電図の見方・考え方

精選74問

上嶋 健治

宇治武田病院健診センター所長

JN218125

南山堂

　今回，ご縁があって株式会社南山堂から「心電図の判読スキルを高め，心電図所見の臨床的意義を理解する」本書の執筆の機会を頂きました．きっかけは，本書の編集担当にもなられた旧知の編集者のYさんとのお話にありました．Yさんは定期健診の際に心電図に異常が見つかったものの，その後の説明では「異常所見があると書かれているのですが（自動診断の出力を見ていたのだと思われます），私にはどこにそれがあるのかわかりません……．循環器の先生がいるときにまた来ていただけますか？」とだけ言われ，緊急を要するのか，日常生活で何か注意すべきことがあるのかもわからなかったそうです．さらに再診の循環器の先生からも「こことここに波形の異常があります．それ以上のことはわからないので，紹介状を書きます」としか言われなかったそうです．具体的なアドバイスを得られなかったと感じたYさんは「そのまま紹介先に行って適切な診断や処置が得られるのか不安になってしまいました」と自身の体への心配が募るばかりとのことでした．

　確かに，心電図の自動診断は技術革新を繰り返して一気に実用化が進みました．正確な心電図波形の計測とより的確な診断アルゴリズムを構築するための努力が今なお継続されています．限界はあるものの一定の信頼度をもった自動解析プログラムが多くの汎用心電計に搭載されています．必ずしも心電図を専門としない医師にも自動診断の結果を手軽に利用できるようになりました．一方で，心電図所見の臨床的意義をよく理解せずに，自動診断の結果のみをそのまま受診者に伝えてしまい，いらぬ不安を与える

事例も一部には散見されています．Yさんの事例もこれに相当するでしょう．

　従来の心電図の教科書は，心電図の所見を拾い上げて診断するまでの説明はあるのですが，その所見が正常を少し逸脱した程度で経過観察の範囲で問題ないものなのか，早急に精査や治療を要する所見なのか，すなわち診療方針の記述に欠けていました．著者は既行の拙著の中でも「心電図の正確な所見を見出すことが，心電図判読のゴールではありません．重要なことは，得られた心電図所見にいかほどの病的意義があるかを評価することです」と記したことがあります．そして，心電図診断後の診療方針（臨床的な評価基準）とその根拠として，日本人間ドック・予防医療学会の心電図検診判定マニュアルを拠り所として掲げています．実際，日本人間ドック・予防医療学会健診判定・指導マニュアル作成委員会心電図ワーキンググループ長でマニュアルの作成に多大の労をとられた桝田出先生は「私の知る限り，判定区分を記載した成人の心電図マニュアルは，本マニュアルの他には見当たらない（人間ドック2023：37：771-2）」と自負されています．今回，ちょうどタイミングよくこのマニュアルが「標準12誘導心電図検診判定マニュアル（2023年度版）」として改訂公開されました．ただ，この判定マニュアルは，その役割上「正しい心電図診断がなされてから」の情報提供であり，心電図の判読のノウハウに言及するものではありません．

　そこでYさんと著者の間に，「正確な心電図診断が可能なスキルを獲得する」と同時に，「その所見の臨床的意義と診療方針を学べる」二刀流の教

科書のコンセプトが共有されて，今回の出版に至った次第です．まず，本書は一問一答の問題集形式で70問以上の心電図（心電図検診判定マニュアルの心電図所見のほぼすべてを網羅）を掲載して，心電図判読と診断のノウハウを解説しています．次に，心電図の判読後の臨床的な判定区分を解説して診療方針を示しています．判定区分については関連文献を記述し，著者の考え方も付加してその根拠を説明しています．

　本書は，心電図「検診」判定マニュアルに準拠しているものの，健診以外の実臨床で応用していただくにも必要十分な内容が網羅されています．今までは心電図の「判読技術」と「臨床評価」を統合して学ぶ機会が少なかったかも知れません．本書が心電図の正しい解釈と評価の理解に役立ち，健康診断や疾患管理の現場において少しでも貢献できることを願っています．心電図の判読と評価に関する知識を深め，診断能力を向上させたい医療従事者や健康管理に携わるすべての専門家にとって，お役に立てれば幸甚です．

　2024年　晩春から初夏に移ろう快い季節に

宇治武田病院 健診センター　上嶋健治

本書の判定区分について

　心電図所見の判定区分として，日本人間ドック・予防医療学会の「心電図検診判定マニュアル」が2023年に改訂されました（以下，2023年版マニュアル）．ところが，判定区分（特にC判定）の幅が広くなり，判定医の裁量部分が大きくなったことでかえって，判定が下しにくくなった感があります．明確な判定区分があったほうが，現場で活動される医師にとっては便利でしょう．そこで本書では，原則として以前の「心電図検診判定マニュアル：2014年」（以下，2014年版マニュアル）の判定区分に準じることとしました．

　なお，C判定については「異常」の程度を武田病院健診グループで用いている区分で細分化しました．すなわち，再検査・経過観察期間を12か月（C1），3〜6か月（C2），1〜3か月（C3）として，表のような7つの判定区分とし，本書ではこの区分表を用いて解説していきます．

　また，人間ドック学会の「2022年4月の判定区分に関する表記の改訂に関する会告」では，D判定に関して，精密検査を行うか，治療を行うかは，紹介先が決定することになるため，D1，D2の区分を行わないとする考え方が示されました．しかし，会告の但し書きにも「所見によって要精密検査，要治療を使い分けしてもよい」との記述があるため，D1，D2の区分はそのまま2014年版マニュアルの判定区分を用いることとしました．

　ただし，2023年版マニュアルにも記載されているとおり，心電図判定に際しては同一所見であっても年齢，性別，自覚症状，基礎疾患によりその判定は異なる場合があります．すなわち，判定区分は絶対的なものではなく，心電図所見の臨床的意義を示すおおよその「目安」と考える柔軟性が

必要です．

　したがって，医療面接，診察，血液検査など心電図検査以外の所見や過去の所見との比較，精査歴を考慮し，判定医が判定区分を適宜変更することも必要と考えています．この実際の例については第16問で取り上げることにします．

判定区分		判定内容
A		異常なし
B		軽度異常
C	C1	再検査・12か月後
	C2	再検査・3〜6か月後
	C3	再検査・1〜3か月後
D	D1	要治療
	D2	要精査

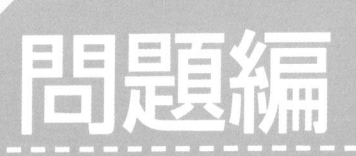

問題編

心拍数を答えて，区分判定してください．

第1問

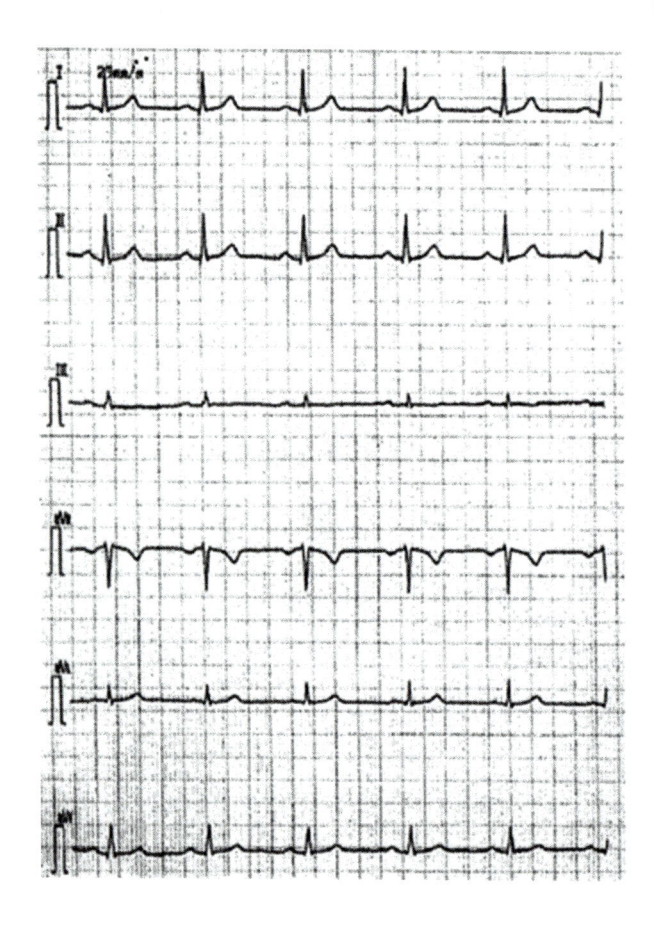

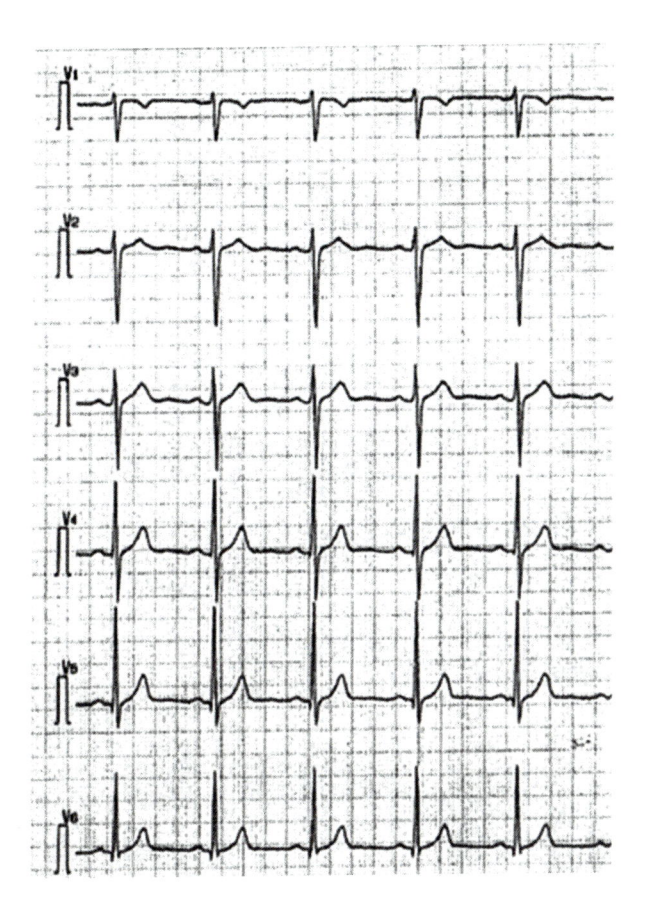

300の法則を使うと60〜75拍/分で,

　記録された心電図から, 心拍数を知る簡単な方法として,「300の法則」と「1500の法則」があります.

　まず,「300の法則」は, 心電図の記録紙の5mm毎の太い縦の線に重なったR波を探します. そして次に, その隣のR波が何本先の太い縦線のところにあるかを見ます. この何本先かによって300を除することで, 心拍数が求められるという方法です.

　本問では4本目と5本目の間にありますので, 60〜75拍/分とわかります.

　次に「1500の法則」は, 1500 mm（心電図の紙送り速度25 mm/秒から計算して1分間の記録に相当）をR-R間隔の実測距離（mm）で除することで, 1分間の心拍数を求めるものです.

　本心電図では, RR間隔が実測23 mmですので, 心拍数は1500÷23 = 65.2となり, 65拍/分と計算されます.

　ちなみに, この心電図は著者の心電図記録です.

　著者の心臓は健康でしょうか……？　次に判定区分を考えてみてください.

1500の法則を使うと65拍/分

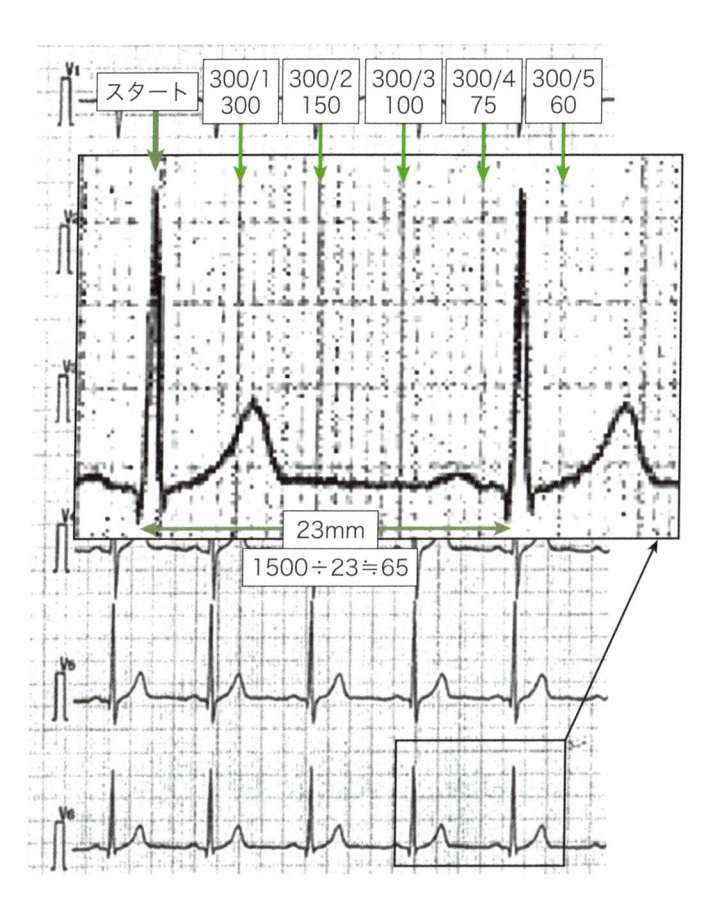

スタート | 300/1 300 | 300/2 150 | 300/3 100 | 300/4 75 | 300/5 60

23mm

1500÷23≒65

第1問 | 正常範囲（A）

心拍数について，本書の判定区分を表に示します．

徐脈について

ミネソタコードの徐脈は心拍数50拍/分以下ですが，ここでは，49拍/分以下を徐脈と定義しています．

しかし，46件の安静時心拍数と総死亡の関連を評価したメタ解析[1]では，心拍数45拍/分以上と未満で，総死亡リスクが異なることから，心拍数45〜49拍/分は徐脈ではなく，正常範囲にすべきとの考え方があります．実際，2023年版マニュアルでも心拍数45〜49拍/分は洞徐脈でA判定という評価になっています．

著者はミネソタコードの定義なども含めて，50拍/分以下（未満）が徐脈として定着していること，さらに，日本人間ドック学会の2014年度集積データ解析での平均心拍数と標準偏差も考慮すると，50拍/分未満を徐脈と定義することは妥当と考えています．また，2023年版マニュアルのように有所見（洞徐脈）でありながらA判定とすることにもいささか違和感があります．本書では従前どおり，2014年版マニュアルに従って徐脈を分類しています．すなわち，心拍数45〜49拍/分，40〜44拍/分，をおのおの独立したカテゴリーとし，判定区分をおのおののB判定とC1判定に区分し，同時に39拍/分以下は洞不全症候群の可能性を考慮して D2判定としています．

頻脈について

ミネソタコードの洞頻脈は100拍/分以上です．

ただし，多くの疫学研究から，高心拍数は循環器疾患の予後予測因子で

あることが示されてきました． NIPPON DATA80では，高心拍数ほど全死亡や心血管疾患死亡が高率であること[2]，沖縄県の健診結果の解析では，高心拍数ほどメタボリック症候群の構成因子数が多いこと[3]もわかっています．すなわち，100拍/分未満でも心血管疾患発症リスクの増加や危険因子の蓄積が見られており，心拍数86〜99拍/分を「心拍過多」と定義し，1つのカテゴリーとして分類しています．

　第2〜7問の判定区分も表に基づいてなされています．なお，動悸や失神などの症状があるときには判定区分を見直し，著明な徐脈や頻脈の場合ではD2判定ではなく，D1判定も考慮すべきでしょう．

	心拍数	判定区分	備考
徐脈	〜39	D2（D1）	著明な場合はD1
	40〜44	C1	
	45〜49	B	
正常範囲	50〜85	A	
心拍過多	86〜99	C1	
頻脈	100〜	D2（D1）	著明な場合はD1

文献
1）Zhang D: *CMAJ* 2016; **188**: E53–E63.
2）Okamura T: *Am Heart J* 2004; **147**: 1024–32.
3）Inoue T: *Circ J* 2007; **71**: 1755–60.

心拍数を答えて，区分判定してください．

第2問

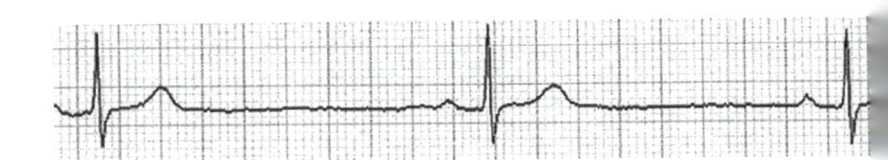

第3問

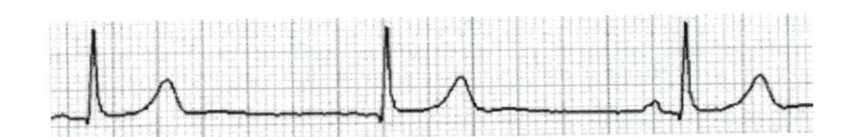

第4問

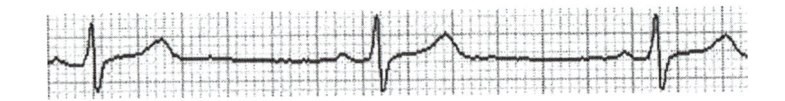

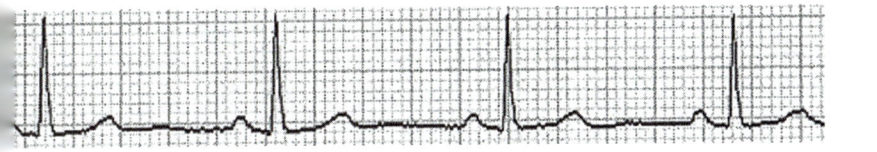

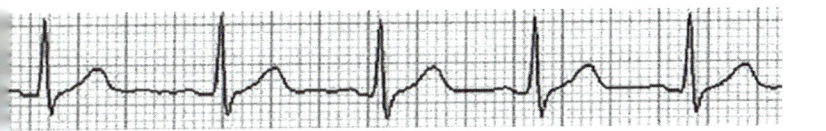

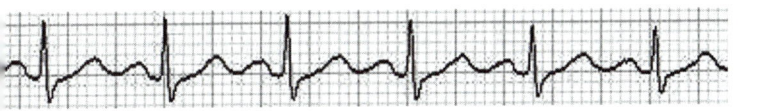

第2問

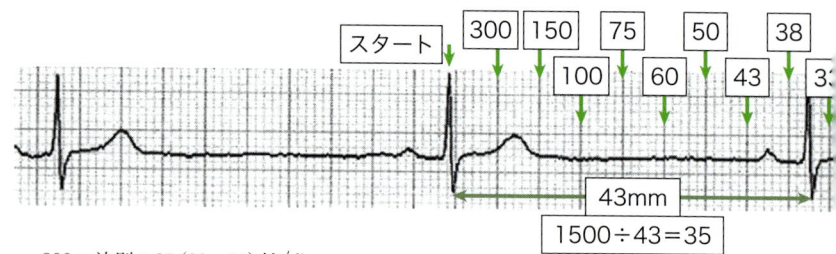

300の法則：35（33〜38）拍/分
1500の法則：35拍/分
判定：D2

第3問

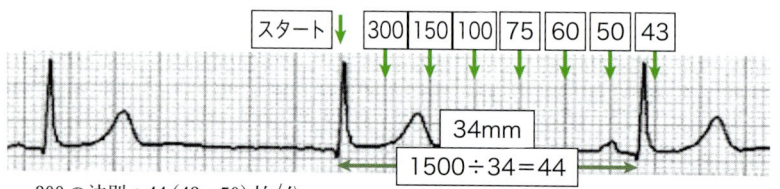

300の法則：44（43〜50）拍/分
1500の法則：44拍/分
判定：C1

第4問

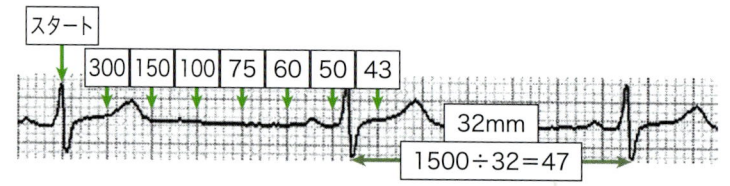

300の法則：47（43〜50）拍/分
1500の法則：47拍/分
判定：B

第5問

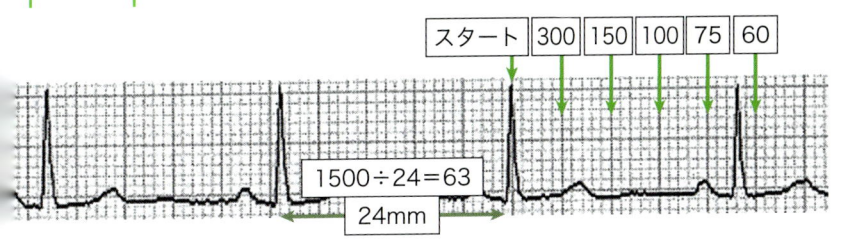

300の法則：65（60〜75）拍/分
1500の法則：63拍/分
判定：A

第6問

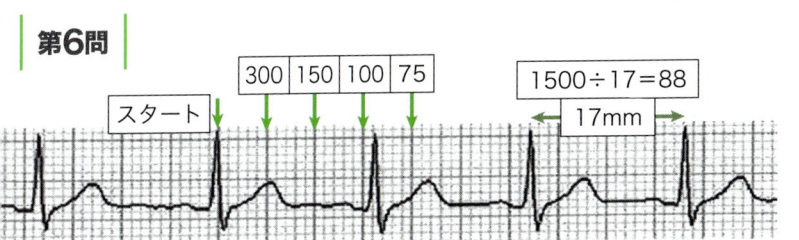

300の法則：90（75〜100）拍/分
1500の法則：88拍/分
判定：C1

第7問

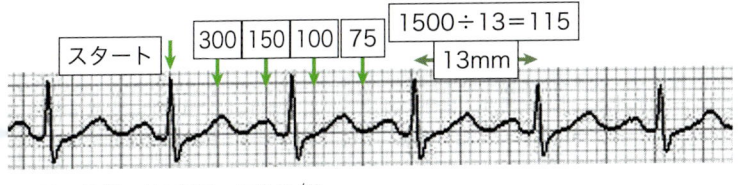

300の法則：120（100〜150）拍/分
1500の法則：115拍/分
判定：D2

電気軸を答えてください.

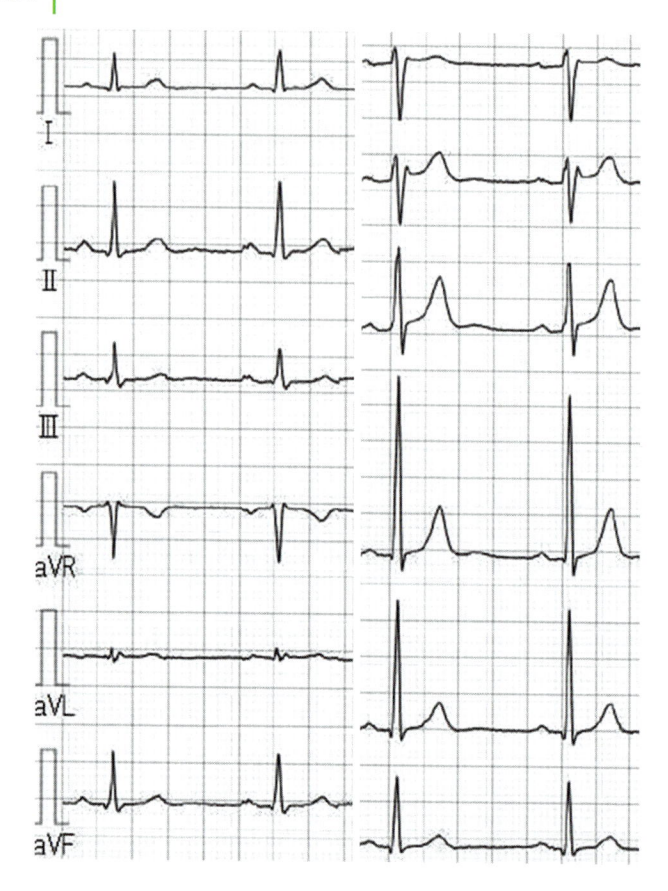

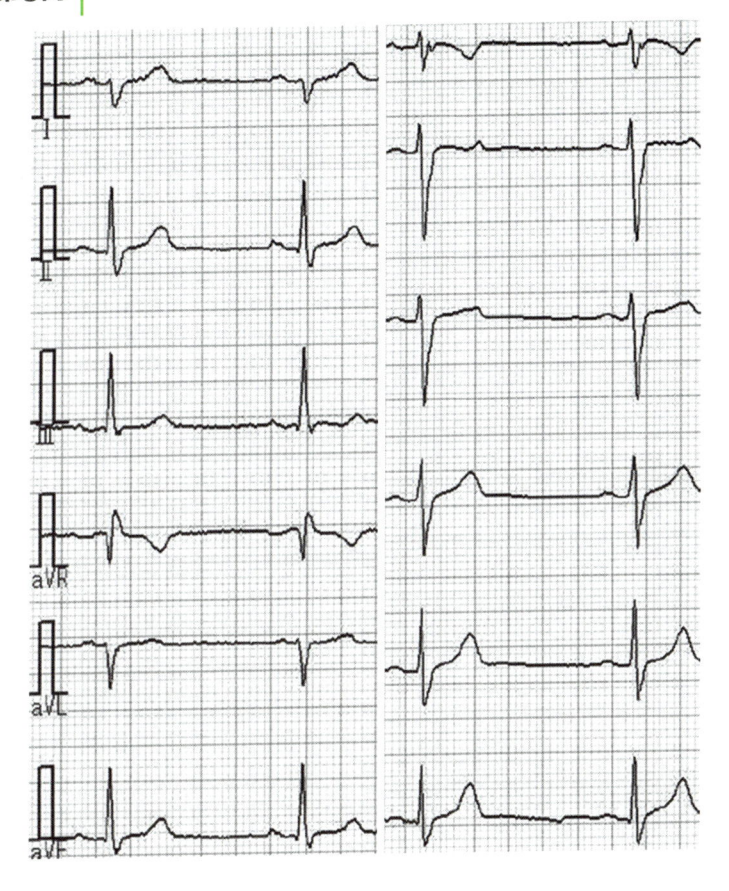

電気軸の求め方

　電気軸を簡便に求めるには，脚誘導のⅠ誘導とaVF誘導に着目します．それぞれのQRS成分の極性(陽性か陰性か)を評価することで，表のように電気軸が推定され，軸偏位の判定も可能です．

　心電計に自動解析ソフトが付属している場合には，電気軸は実際の角度で表示されます．その時は，図のように－30度～90度が正常軸，90度～119度は右軸偏位，120度～210度(－150度)は高度右軸偏位，－91度～－149度は極端な軸偏位，－30度～－90度は左軸偏位と評価するとよいでしょう．

I誘導のQRS成分	aVF誘導のQRS成分	大まかな電気軸
陽性　∧	陽性　∧	正常
陽性　∧	陰性　∨	左軸偏位
陰性　∨	陽性　∧	右軸偏位
陰性　∨	陰性　∨	著明な左軸偏位か 著明な右軸偏位

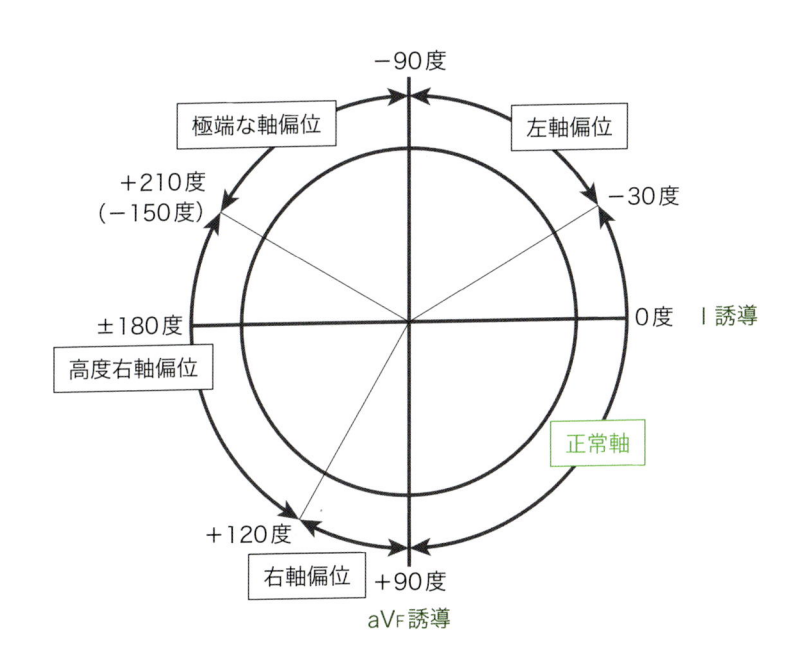

第8問 正常軸

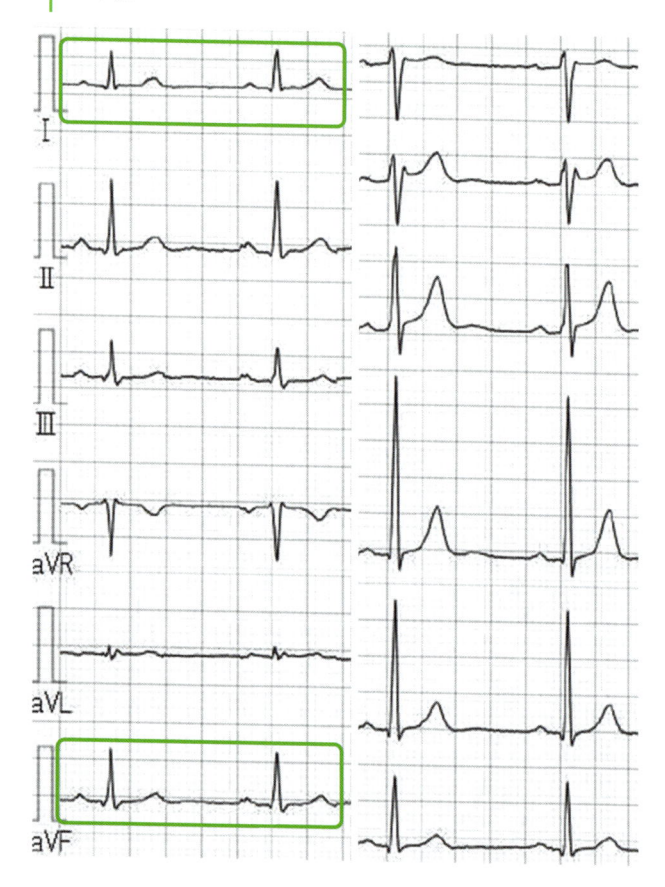

　I誘導とaVF誘導のQRS成分がいずれも陽性で，正常．

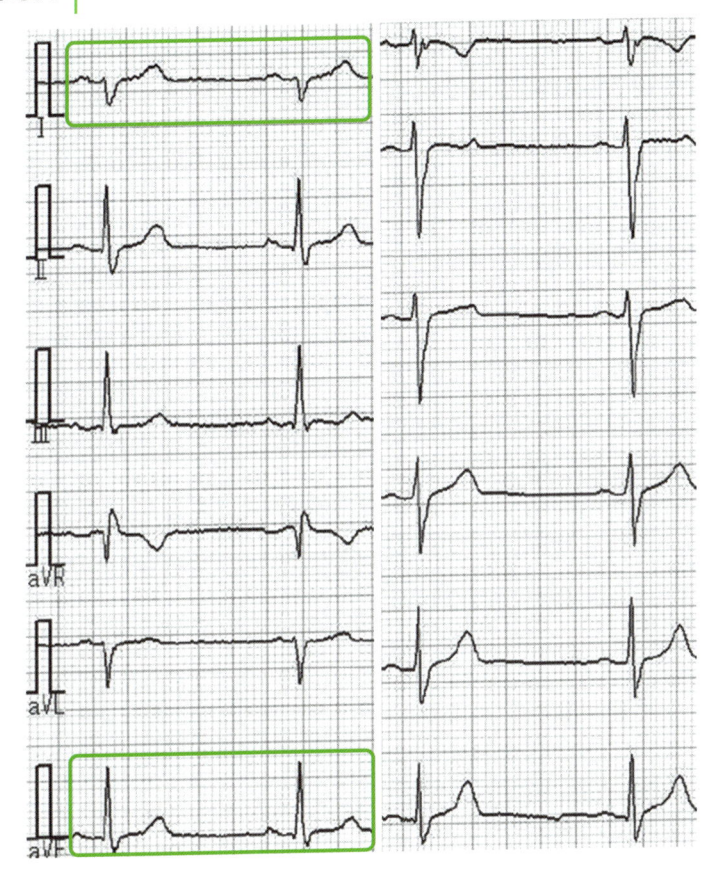

I誘導のQRS成分が陰性，aVF誘導のQRS成分が陽性で，右軸偏位．
では次に，それぞれの判定区分についても考えていきましょう．

電気軸の解説（心臓の電気的な位置）

　心電図波形からは「心臓の電気的な位置」を知りえます．電気的な位置は2つの要素，すなわち，今回取り上げた肢誘導から求められる「電気軸」と，後で扱う胸部誘導から求められる「移行帯」で表現されます．

　「電気軸」は，心室の電気的興奮の方向を前額面から見たもので，心室全体に伝わる「電気的興奮」の「方向」を示す指標です．電気軸は本来，作図で求めた角度（例えば60度）で表現するものですが，大まかには正常軸は0～＋90度の範囲にあるという理解でよいでしょう．この軸が前額面から見て，通常より右側に振れている場合を右軸偏位，左側に振れている場合を左軸偏位といいます．

　ただし，Ⅰ誘導のとaVF誘導のR波の高さとS波の深さが同程度でQRS成分の波高がいずれも「±0」になる場合もありえます．これを不定軸と呼びます．QRS幅の極端な延長がなければ臨床的意義に乏しいとされています．

　電気軸を見ることで，心室の負荷の程度などをおおまかに評価することが可能です．

　右軸偏位は右室肥大や心房中隔欠損症といった右室負荷の病態を示唆したり，左脚後枝ブロックによる心室への電気興奮の異常を示唆する可能性もあります．逆に左軸偏位であれば，左室肥大や左脚前枝ブロックといった病態が関与しているかもしれません．

　したがって，軸偏位があれば，他の心電図所見も丹念に見ていく必要がありますが，単なる軸偏位だけでは大きな異常に繋がることはまれで，不定軸も含めて判定区分は「B」に相当としていました．ただし，左脚前枝ブロックや左脚後枝ブロックによる軸偏位はC1判定としています．

　さらに，最近のコホート研究の結果から，左軸偏位と非特異的なT波の

変化は，長期的な心血管疾患の発症リスクと全死因死亡率の増加と関連することが明らかになり[1]，他の所見の組み合わせによっては軸偏位も従前のB判定から判定区分を少し見直す機運にあります．詳しくは，後の移行帯のところで解説します．

　　よって，問題の解答は，
　　　　第8問　判定区分A：正常軸
　　　　第9問　判定区分B：右軸偏位

軸偏位	判定区分	備考
右軸偏位	B	
高度右軸偏位	B	
	C1	左脚後枝ブロック
左軸偏位	B	
	C1	左脚前枝ブロック
	C1	移行帯の時計回転の合併
極端な軸偏位	B	
不定軸	B	

文献
1)　Goldman A: *Int J Cardiol* 2019; **295**: 36-41.

（練習を兼ねて）電気軸を答えて，区分判定して

第10問

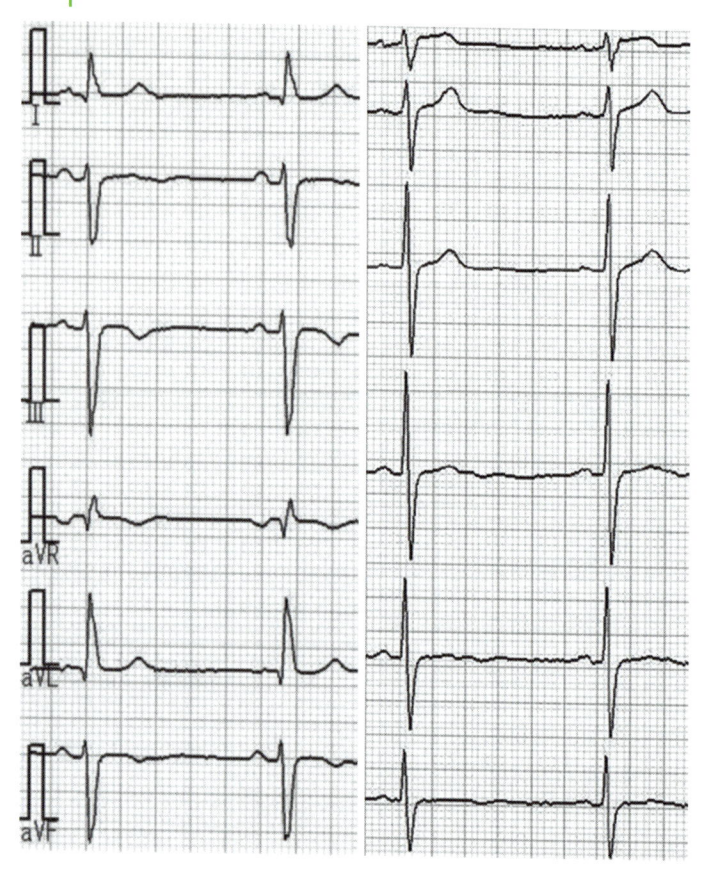

ください.

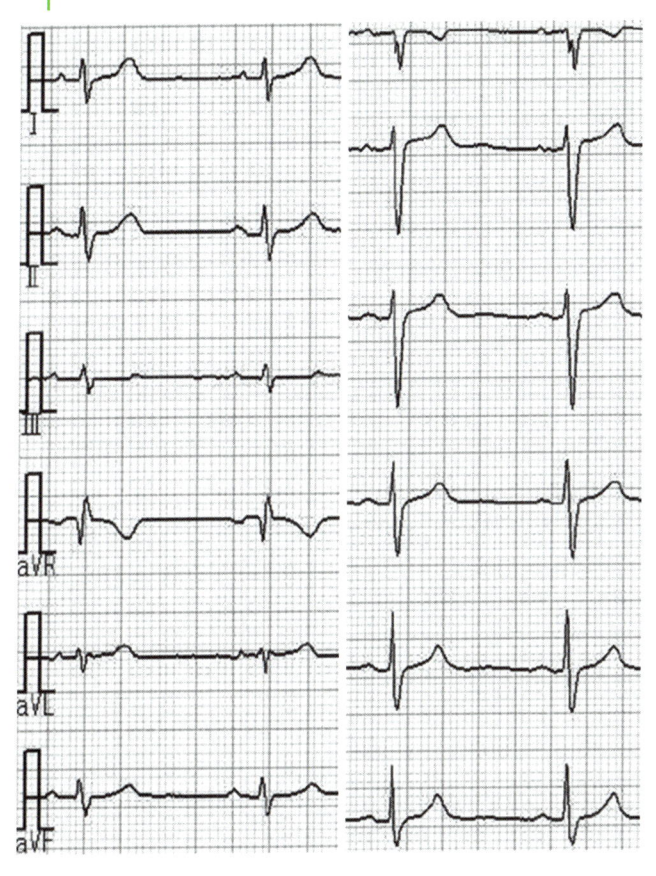

第10問 左軸偏位（左脚前枝ブロック）（C1）

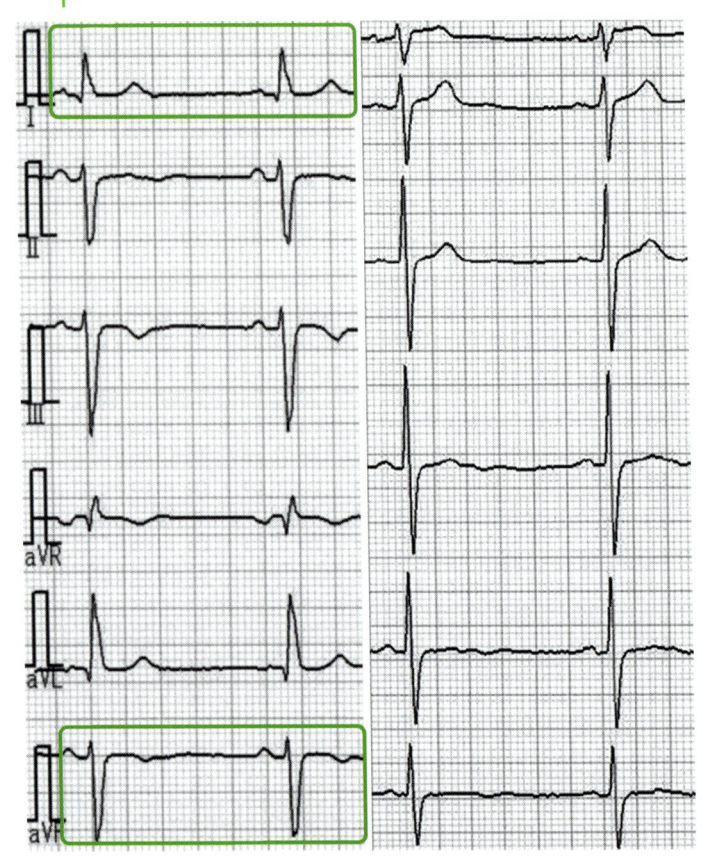

　I誘導のQRS成分が陽性，aV_F誘導のQRS成分が陰性で，左軸偏位ですが，左軸偏位の中でも，高度な左軸偏位，II・III・aV_F誘導のrSパタン，aV_LのqRパタン，QRS幅の延長（ただし120 msec以内）の特徴を有するとき，左脚前肢ブロックを考えます．本例ではこの基準を満たすため，左脚前枝ブロックと判定し，C1と判定しました．

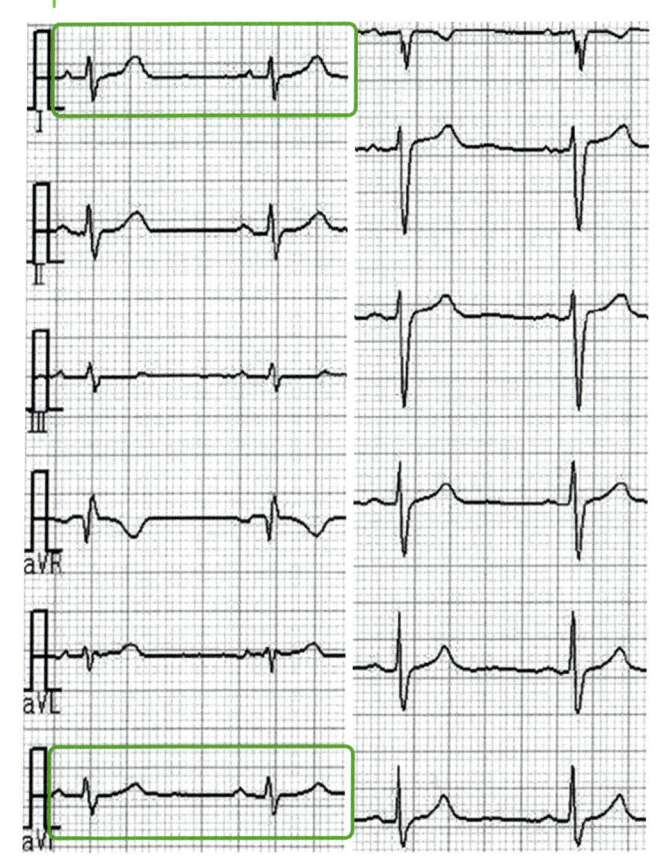

　Ⅰ・aV$_F$誘導のQRS成分がいずれもゼロで，電気軸が求まりません．不定軸と考えて，B判定と評価しました．

移行帯を答えてください.

第12問

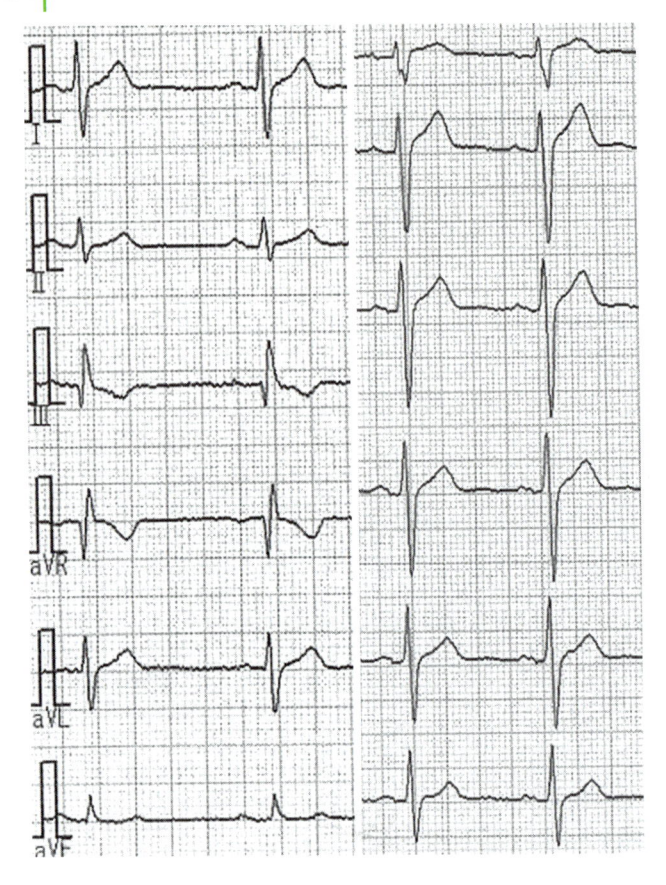

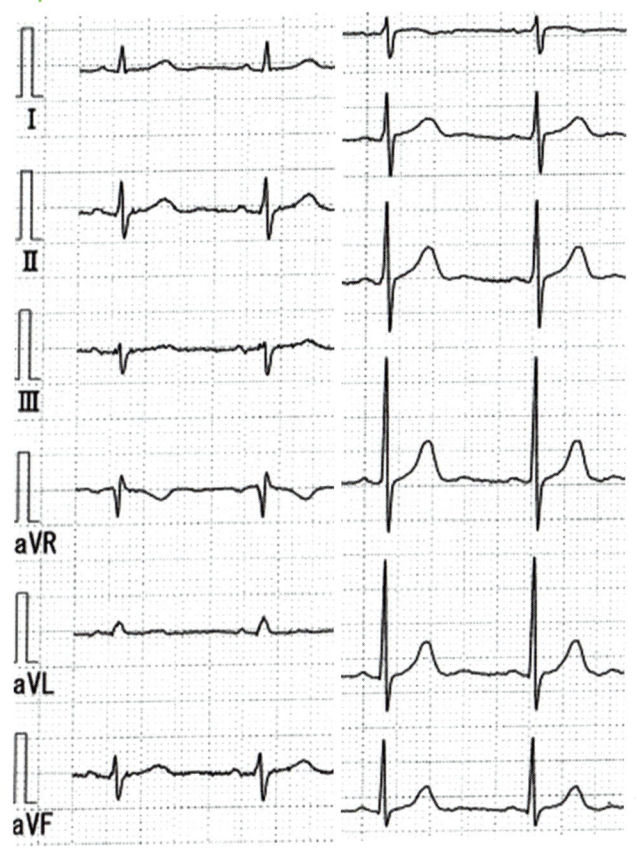

移行帯の解説（心臓の電気的な位置2）

「移行帯」とは，胸部誘導においてQRSの上下の振れがほぼ等しい（QRS成分の陽性部分と陰性部分の割合が等しい），言い換えれば，R波とS波の比が1：1になる誘導のことです．

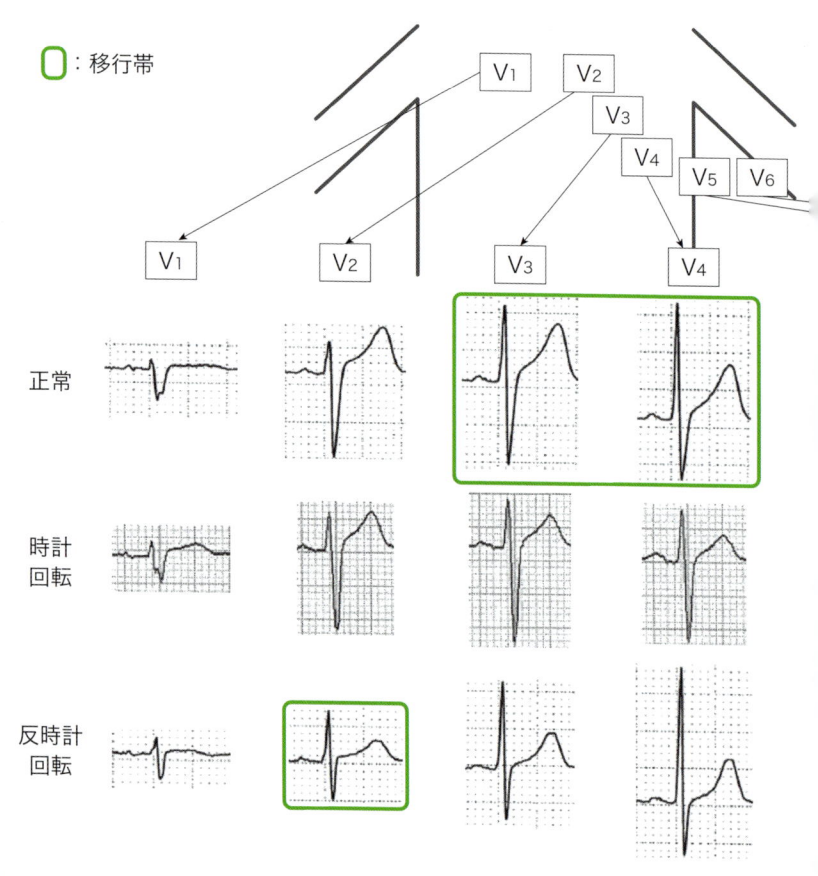

正常ではV_3〜V_4の間にありますが，この移行帯がV_4よりも左側胸部誘導側にある場合を時計回転，V_3よりも右側胸部誘導側にある場合を反時計回転と呼びます．

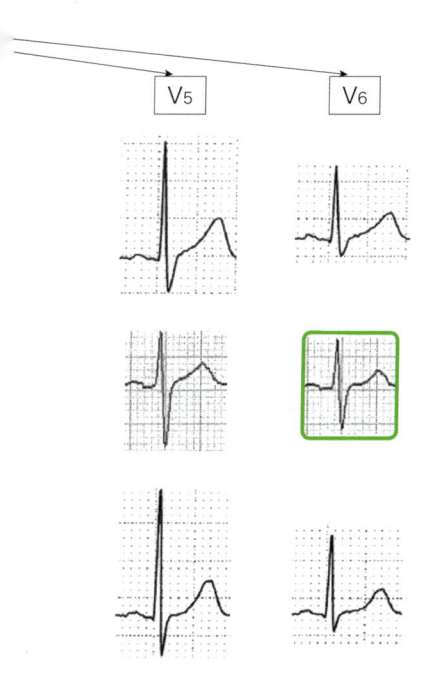

第12問 移行帯 V₆（時計回転）

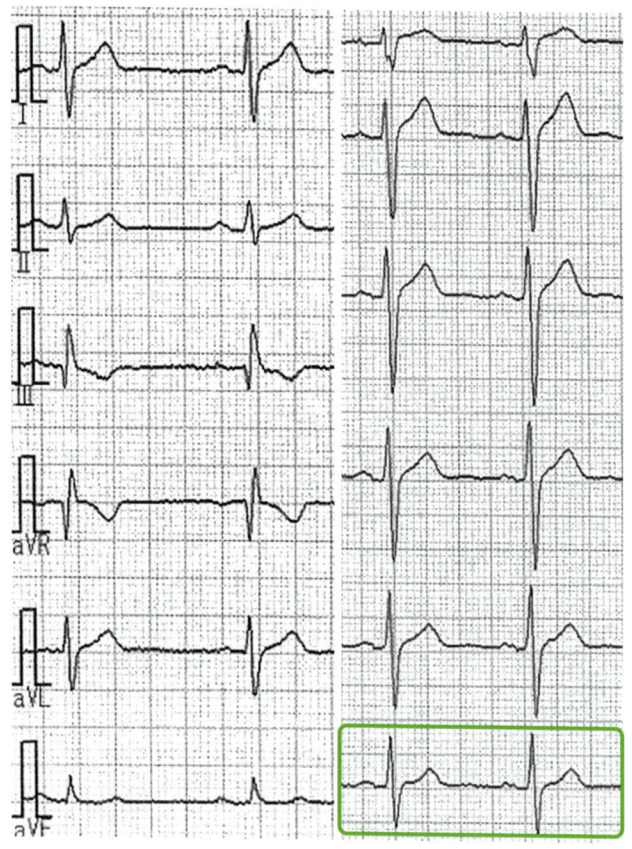

　R波とS波の比が1：1になる移行帯はV₆誘導です．したがって時計回転と評価されます．

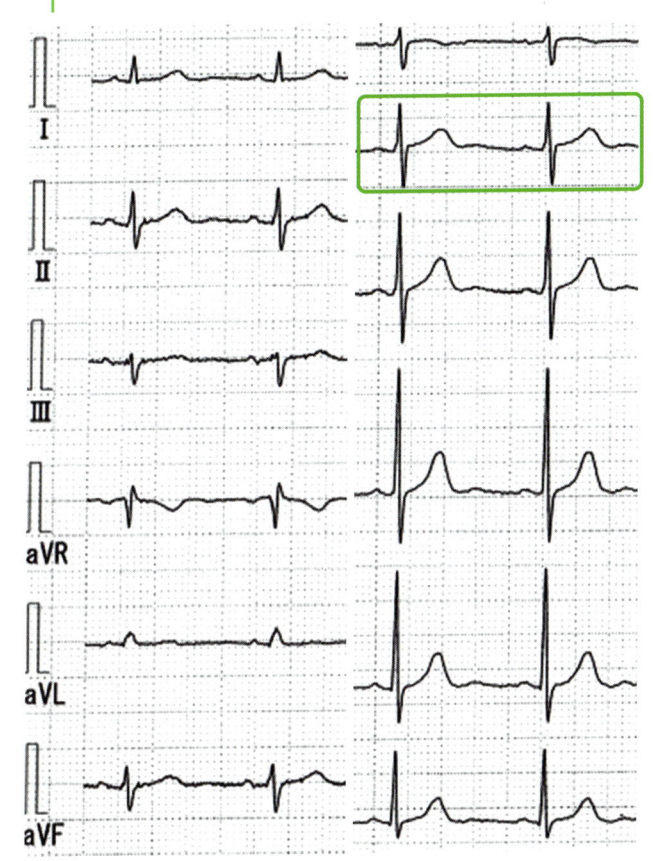

　R波とS波の比が1：1になる移行帯はV₂誘導です．したがって反時計回転と評価されます．

　判定区分についても考えていきましょう．

移行帯の解説 (心臓の電気的な位置 2)

　心電図波形から「心臓の電気的な位置」を知りえる2つ目の要素は移行帯です.「電気軸」は, 心室の電気的興奮の方向を前額面(肢誘導)から見たものでしたが,「移行帯」は電気的興奮の方向を水平面(胸部誘導)から見たものです.

　一般的にやせ型は横隔膜が低く心臓が下垂するために時計回転を呈しやすくなります. また, 時計回転に高度の右軸偏位を伴う場合には右室肥大が疑われる場合があります. 逆に肥満では横隔膜が挙上して心尖部が持ち上がるため, 反時計回転を呈する傾向にあります. ただし, 時計回転も反時計回転も健常者にもしばしば認められます. したがって, 単なる移行帯の偏位だけでは大きな異常に繋がることはまれで, 他に異常所見がなければ問題なしとして, 時計回転も反時計回転もB判定の評価がなされていました.

しかし，NIPPON DATA80の検討では，正常移行帯に比べて時計回転では心血管疾患死が多く，逆に反時計回転では少ないという報告がなされました[1]．そこで，2023年版マニュアルでは，左軸偏位と時計回転が合併する複合所見はC判定（現時点ではC1が妥当と考えます）としています．

　一方，反時計回転は（異常）所見としておらず，異常なしとして扱う立場をとっています．

　よって，問題の答えは，
　　第12問　判定区分B：時計回転
　　第13問　異常なし（従前はB）：反時計回転

移行帯	判定区分	備考
反時計回転	異常なし	
時計回転	B	左軸偏位の合併の場合はC1

文献
1) Nakamura Y: *Circulation* 2012; **125**: 1226-33.

不整脈？　に関連する用語

　不整脈という言葉は医学用語としてはもちろん，日常生活にも定着しているように感じますが，個人的には「脈の乱れ（脈の不整）」だけを意味するようで，少し違和感があります．すなわち，上室頻拍や完全房室ブロックなど，「規則正しく整脈を示す」不整脈（妙な表現ですが）も意識するからです．英語の不整脈であるarrhythmiaも「リズムがない」という妙な表現になっているのも「不整」に繋がる感覚かもしれません．著者の留学先の米国の退役軍人病院では，カルテにはarrhythmiaではなくdysrhythmiaと記載する医師がいました．今思えば彼にもarrhythmiaという表現に違和感があったのかもしれません．著者はかつて出版いただいた書籍の中で，不整脈という単語を使わず「異常調律」という用語で統一したこともあるのですが，あまり反響はありませんでした．

　また，期外収縮とは次に予期される心拍よりも「早期に出現した収縮」をいい，予期される心拍よりも「遅れて出現した収縮」は補充収縮ということはご存知でしょう．しかし，日本語の期外収縮という語感からは，補充収縮も含めて心周期から外れたすべての収縮を包含するように感じます．そもそも元の英単語では，心房期外収縮はPremature Atrial Contraction（PAC），心室期外収縮はPremature Ventricular Contraction（PVC）と表現されています．prematureのpre（〜の前にある）とmature（成熟した・満期の）の意味から明らかなように，次に予期される心拍よりも早いということが明示されています．現在，期外収縮という用語が市民権を得ており，これを覆すことは難しいとは思いますが，本来の意味からは「早熟収縮」といった訳語のほうが適当であったかと思っています．

　日常的には「脈が速い・遅い」という表現をしますが，医学用語ではこれらの状態を「頻脈・徐脈」と呼び，「速脈・遅脈」とはいいません．速脈とは急に大きく立ち上がり，急速に小さくなる脈を言い，遅脈とは立ち上がりも緩徐な脈をいいます．これらの語感も医学用語に特徴的な「違和感」かもしれません．

電気軸と移行帯を答えて，区分判定してください．

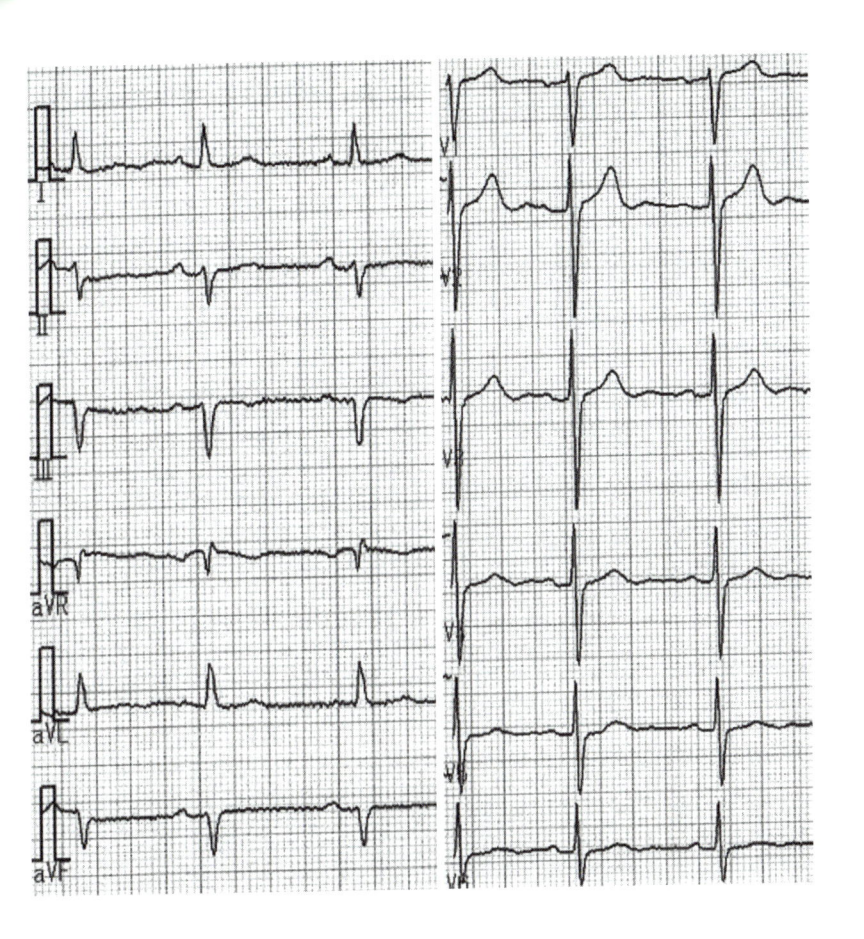

第14問 時計回転と左軸偏位の合併（C1）

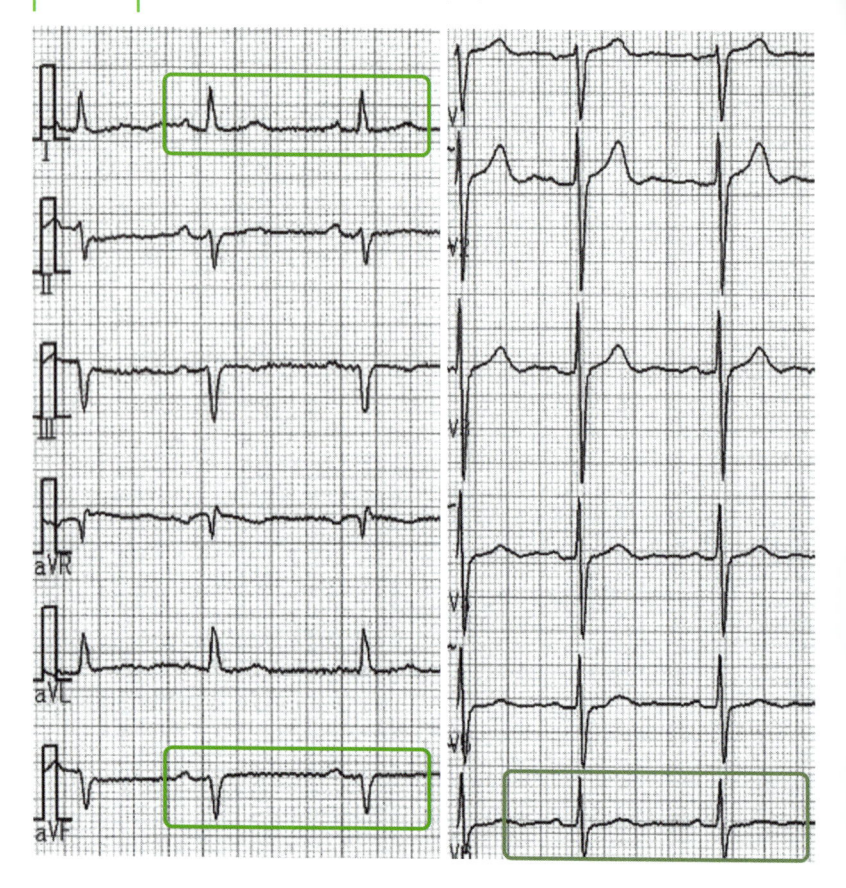

I誘導のQRS成分が陽性，aV$_F$誘導のQRS成分が陰性で，左軸偏位を呈しています．また，R波とS波の比が1：1になる移行帯はV$_6$誘導です．

　電気軸と移行帯を個別に区分判定するといずれもB判定になりますが，2023年版マニュアルでは左軸偏位と時計回転が合併する複合所見はC（C1）に区分判定されています．2023年版マニュアルではこれ以外にもいくつかの複合判定が用いられています．

2つの心電図の電気軸と移行帯を答えて,

第15問

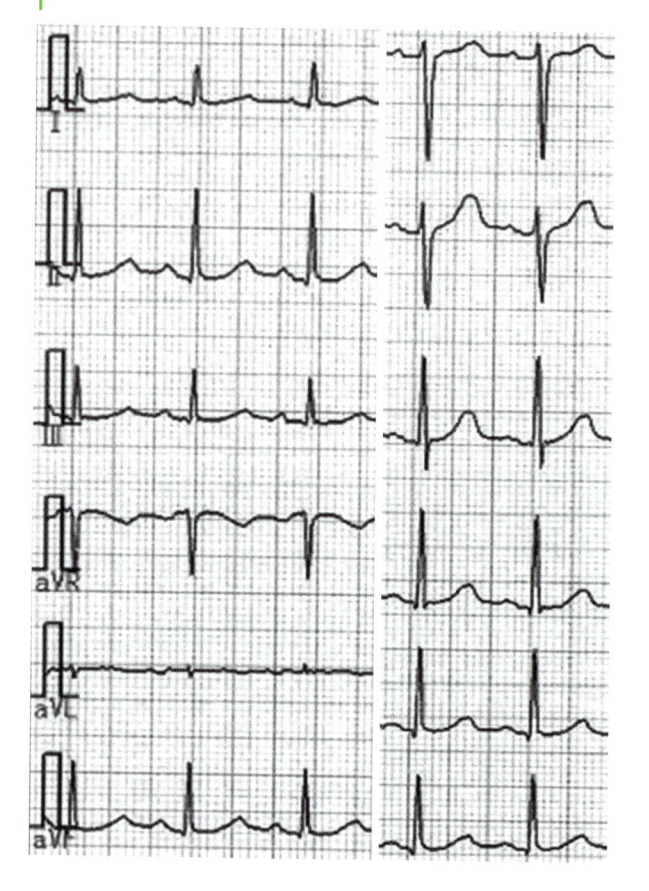

区分判定してください.

第16問

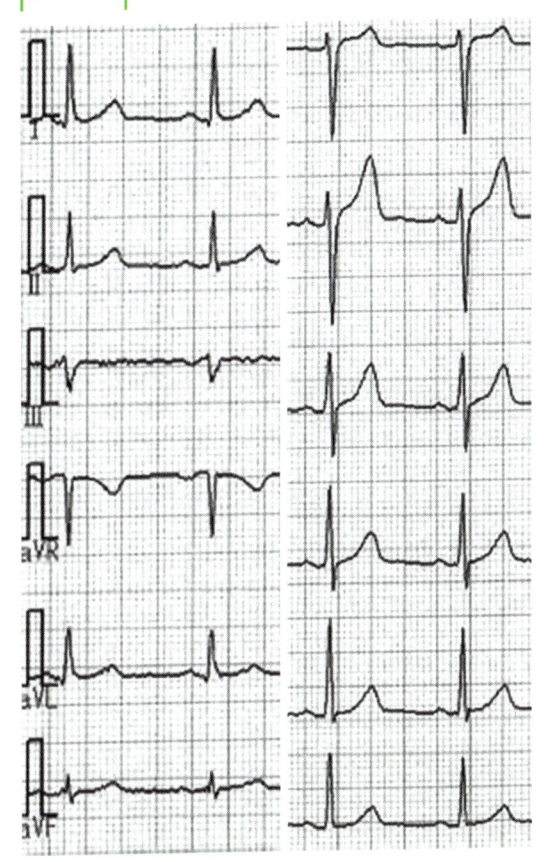

ヒント

　これは第15問と同じ方の心電図で，1年後のものです.
やや難易度の高い応用問題になります.

第15問 電気軸，移行帯ともに正常（A）

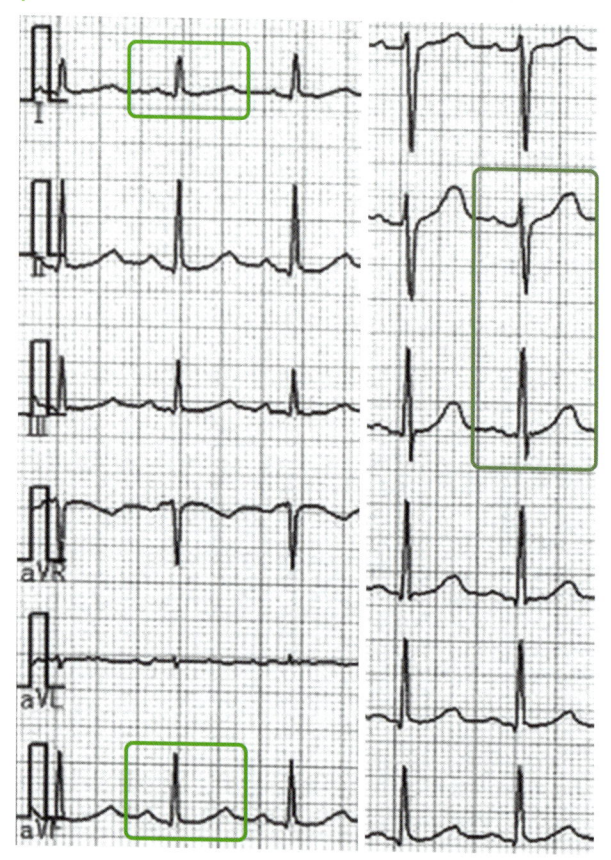

　冒頭にも記載したように，心電図判定に際しては同一所見であっても年齢，性別，自覚症状，基礎疾患によりその判定は異なる場合があります．過去の心電図所見との違いを考慮し，判定区分を適宜変更することも必要です．

第16問 電気軸の変化（C2），移行帯正常（A）

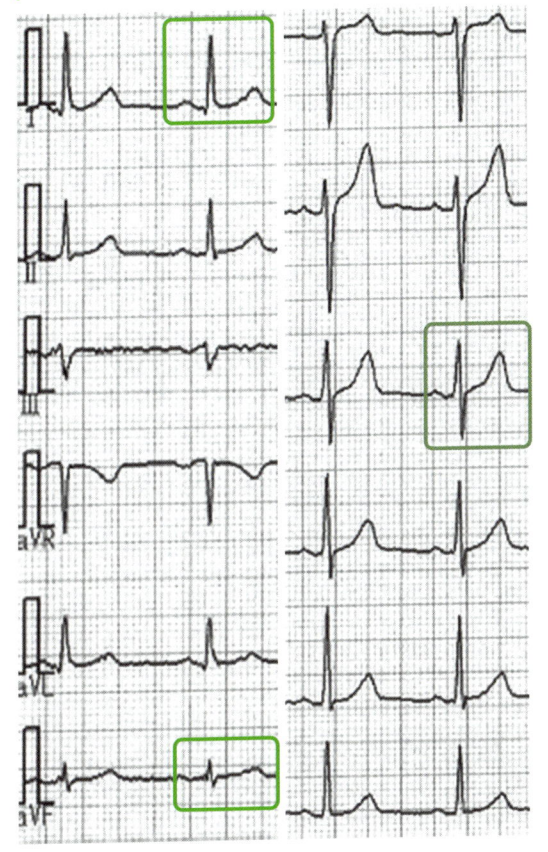

左図・1年後の右図ともに電気軸，移行帯は正常範囲ですので，いずれも判定区分はA判定としたいところです．しかし，2枚の心電図を比べてみると，原因はよくわかりませんが，右図では，1年前とは電気軸が微妙に変化しています．この変化が今後どうなるかを意識して，少なくとも「経過観察」が必要と考えるべきでしょう．経過観察期間（再検査の時期）をいつ頃とするかに関しては，この変化が1年以内に起きていることを考慮する

と，C2判定が妥当と考えました．

　したがって，左右の図はいずれも電気軸，移行帯ともに正常範囲ですが，右図は経過観察が必要と考えて，電気軸をC2，移行帯をAに区分判定しました．

心電図自動診断を考える会

心電図自動診断の臨床的有用性を高めるためには，自動診断に関する問題点の整理と改善策を協議していく必要があります．そこで，自動診断の開発・利用・普及に関ってきた技術者や研究者および医師らをコアメンバーとする「心電図自動診断を考える会」が設立され，活動を続けられています．同会からは広範な情報発信がなされていますが，代表的ないくつかの提言を紹介してみます．

まず，先のコラムで心電図の用語について触れましたが，より実践的な観点から，心電図自動診断上の所見名・診断名の用語の整理が提言されています[1]．

すなわち，心電計の機種ごとに異なる所見名・診断名があり，混乱を招いています．これを統一することとして，例えば，房室伝導時間を表すPR間隔，PQ間隔，PR時間，PQ時間は「PR間隔」に統一すること，第2度房室ブロック（ウェンケバッハ型），第2度房室ブロック（モビッツI型）などは，「第2度房室ブロック（ウェンケバッハ型）」に統一すること，ブルガダ症候群疑い，ブルガダ型心電図，coved型ST上昇，saddleback型ST上昇などは，「ブルガダ型ST-T異常（coved型），ブルガダ型ST-T異常（saddleback型）」に統一することなどの提案があります．

また，同様の病態を示す用語では，それが「所見名」なのか「診断名」なのかを明確にすることも主張の一つです．すなわち，PR間隔延長は「所見名」で第1度房室ブロックは「診断名」，高度左軸偏位は「所見名」で左脚前枝ブロックは「診断名」，異常Q波は「所見名」，陳旧性心筋梗塞疑いは「診断名」といった具合です．

その他にも，自動診断に用いるべき所見名・診断名ならびに自動診断用語としては推奨しないものにも言及されています．これについては後のコラムでも取り上げて，著者の考えもお話したいと思います．いずれにせよ，これらの活動はたいへん重要かつ貴重なもので，心電図の判読以前に少し考えてみるべき課題かと感じています．

文献
1) 加藤貴雄：心電図 2019；39：69-84.

電気軸と移行帯を答えて，それぞれ区分判定してください．不思議な所見が現れます……？

第**17**問

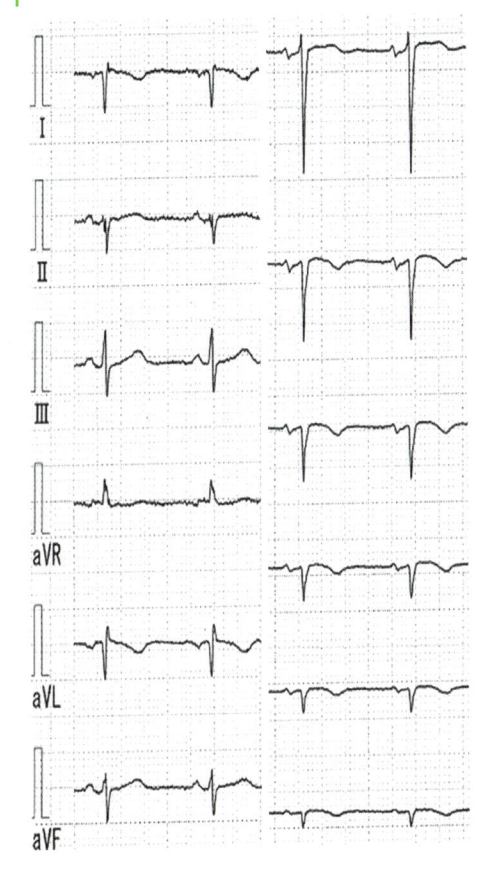

　軸偏位が強く，I誘導のR波成分がほとんどなく右軸偏位を示します．電気軸の判定区分はB判定でよさそうですが，移行帯がはっきりしません．あまり見かける所見ではなく，移行帯の判定区分は「該当なし」とせざるを得ません．何か基礎になる病態がありそうです．

　電気軸と移行帯から離れて，心電図全体をよく見てください．ヒントはI誘導ですが……．

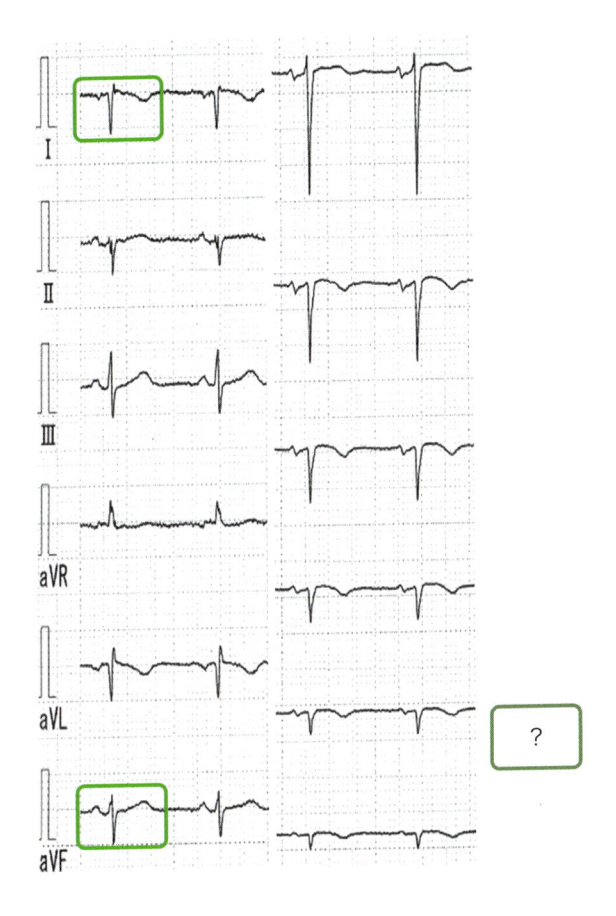

　心電図はⅠ誘導で下向き成分が強く，著明な右軸偏位を示しますが，さらに注意すべき点として，Ⅰ誘導のP波が陰性です！

　Ⅰ誘導のP波が陰性のときに疑うべき病態は，「右手・左手の電極の付け間違い」と「右胸心」です．四肢の電極の付け間違えでは胸部誘導は影響を受けませんので，この移行帯の判然としない胸部誘導の所見を考えあわせると，右胸心を疑います．

　右胸心の場合には，肢誘導の左右の上肢の電極を入れ替え（右下肢は単なるアースですので，波形に大きな影響を及ぼしません．左右の付け替えは上肢の電極だけで十分です），胸部誘導も右側胸部誘導に付け替えて再度撮り直します．

　47ページの心電図は，このような補正の後に撮り直したものです．普段見慣れた心電図波形に矯正され，電気軸は左軸偏位を示し，移行帯はV4の正常移行帯を示します．

　また，2つの心電図のaVRとaVLは，波形が完全に入れ替わっていることにも注意してください．

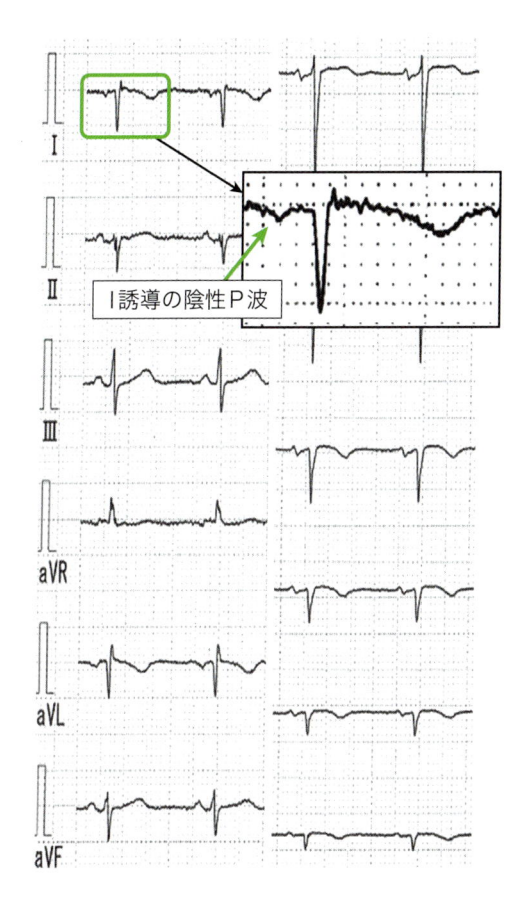

I誘導の陰性P波

第17問 右軸偏位（B），移行帯（区分判定できず）

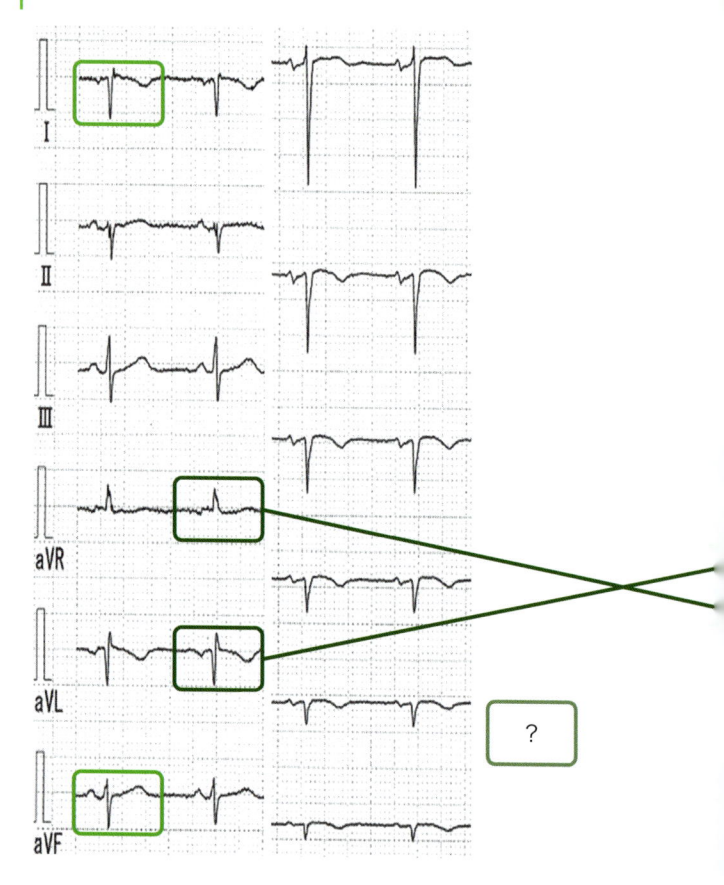

元の心電図．右胸心を疑います．

上肢の電極の左右を入れ替え，右側胸部誘導に付け替えて撮像した記録が右ページです（右端は較正を半分にして移行帯を見やすくしたもの）．

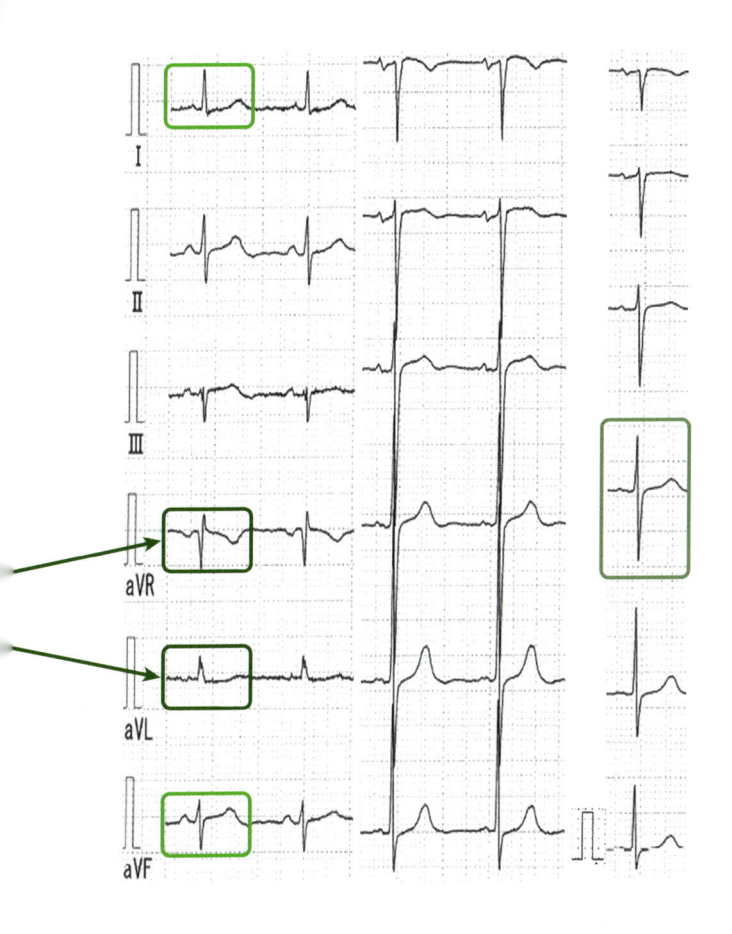

　電気軸も移行帯も正常に記録され（aVRとaVLの波形も入れ替わり），元の心電図は右胸心であることが確診されました．

　なお，右胸心の判定区分はBになります．

心電図の用語と臨床的意義

　先のコラムで，心電図の自動診断用語として用いるべき，あるいは推奨しないものがあると述べました．この用語の問題は「自動診断」に限ったことではないと考えます．先の論文では，「自動診断に用いるべき診断名」の項目には完全右脚ブロック，不完全右脚ブロック，左脚ブロックは含まれますが，「不完全左脚ブロック」は含まれません．また，「自動診断に用いることを推奨しない用語」として移行帯に関する「時計回転」と「反時計回転」は特定の疾患や病態を表すものではなく，臨床的意義に乏しいとされています．

　「不完全左脚ブロック」に関しては，すでにその診断名がない心電計も販売されているようですが，2023年版マニュアルには記述があります．「不完全左脚ブロック」は，その1/3の例で2年以内に完全左脚ブロックに移行するとされています．毎年の心電図を経時的に観察してみると，正常伝導が完全左脚ブロックに移行する間に，完全左脚ブロックにしてはQRS幅が狭く「不完全左脚ブロック」と言わざるを得ない心電図も散見します．また，十分な降圧治療がなされていなかった高血圧患者さんの完全左脚ブロックの心電図が，厳格な降圧治療によってQRS幅が狭くなるという経験もしました．個人的には「不完全左脚ブロック」は一つの独立した病態であり，今後も用いられるべき用語と考えています．

　また，移行帯に関してはNIPPON DATAの報告[1]では「時計回り回転は心血管疾患死亡リスクと有意な正の関連，反時計回り回転は負の関連を示した」としています．2023年版マニュアルでは，移行帯と電気軸の組み合わせによっては判定区分を変えており，個人的にはリスクを予測する臨床的意義のある用語と考えています．

　適切な用語の使い方は，古くて新しく，かつ重要な問題ですが，他のガイドライン同様にエビデンスの蓄積によってアップデートされていくべきものでしょう．

文献
1）Nakamura Y: *Circulation* 2012; **125**: 1226-33.

応用問題になります．電気軸と移行帯を答えて，区分判定してください．

第18問

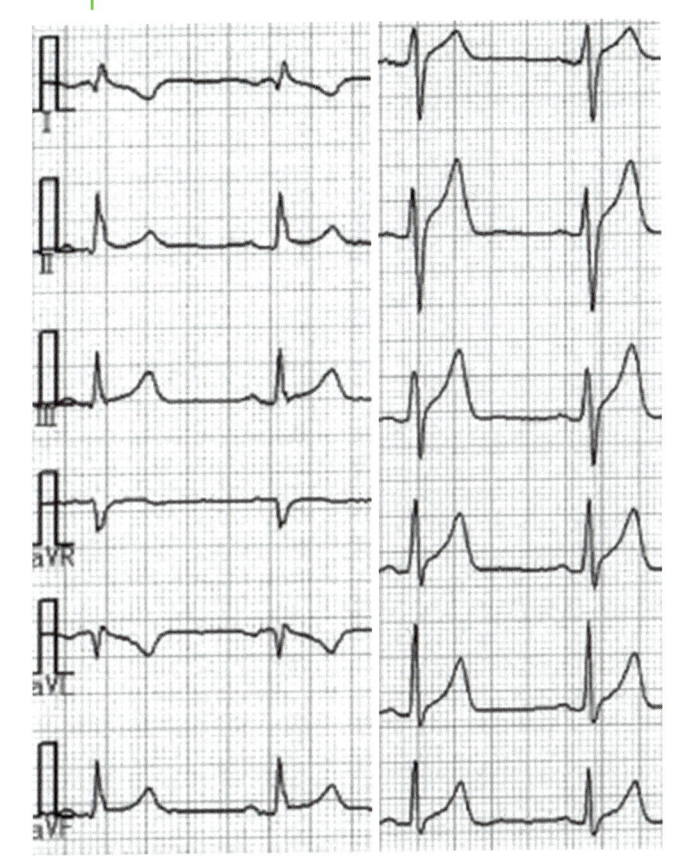

　電気軸は正常軸で，移行帯も V_3〜V_4 と正常の範囲内です．いずれの判定区分も A で問題なさそうです．ですが，本心電図はそれだけで満足してはいけないものでした．再度じっくり見てみてください．

　実は，I 誘導が普通ではないのです．前問を参考にして，I 誘導に注意してみましょう．

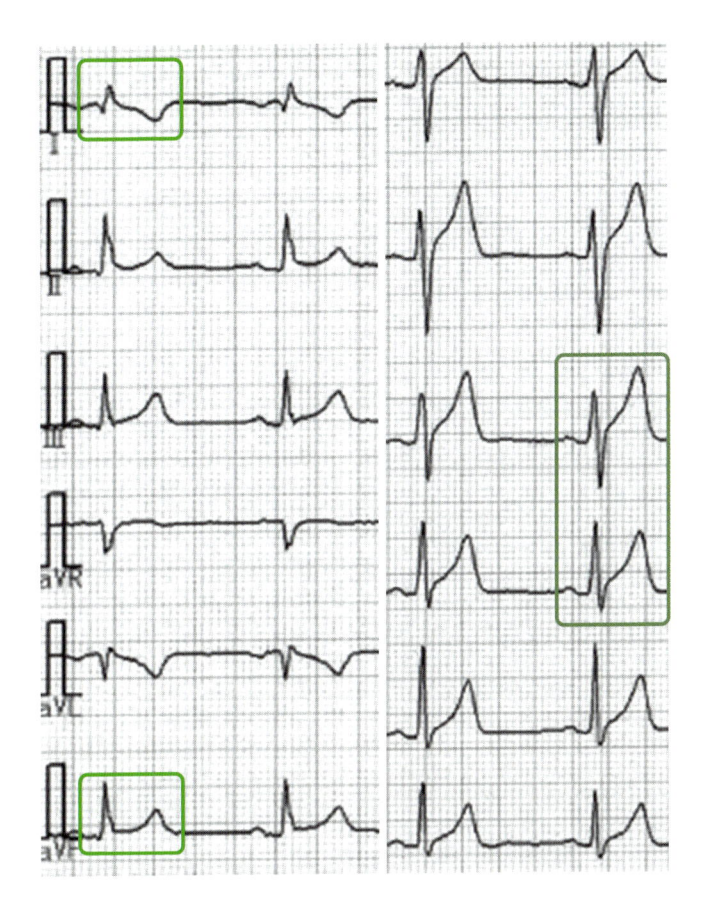

　心電図のⅠ誘導のP波が陰性です．先にも述べたようにⅠ誘導のP波が陰性のときに疑うべき病態は，「電極の付け間違い」と「右胸心」です．ただし，前問と異なり，胸部誘導は正常移行帯のため，右手・左手の電極の付け間違いを考えます．

　次ページ右の心電図は，この心電図の右手・左手の電極を入れ替えて撮り直したものです．したがって，2つの胸部誘導はまったく同じ波形です．また，aVRとaVLは波形が完全に入れ替わっています．

　本来左右の電極を付け間違えると，極端な右軸偏位を呈して気付くことが多いのですが，本例では元々の心電図が右軸偏位のため，電極を取り違えても電気軸としては正常パタンとなり，気付くのが遅れたようです．

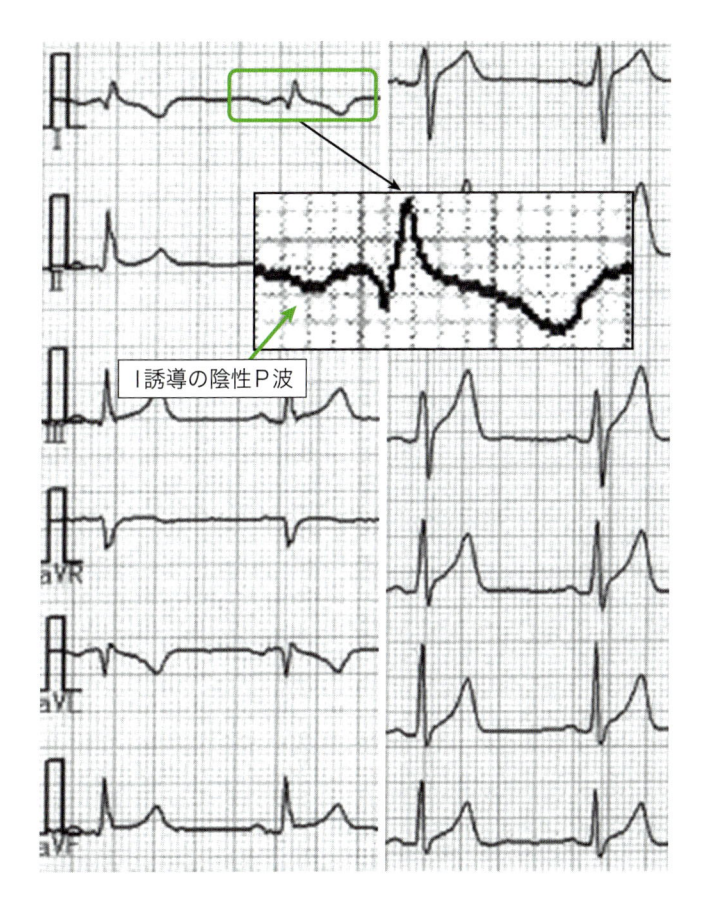

I誘導の陰性P波

第18問

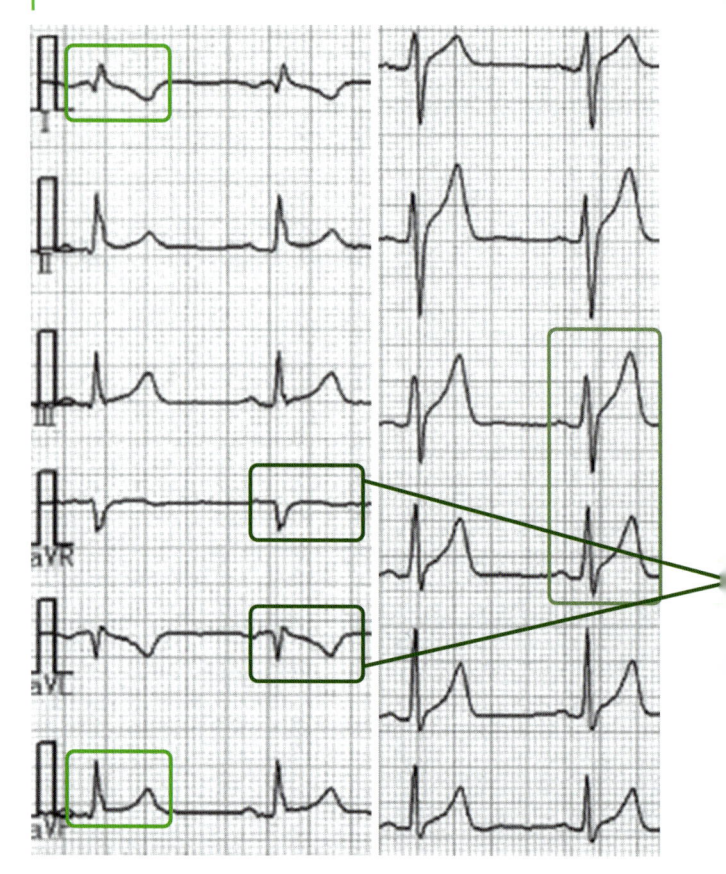

元の心電図．上肢の電極の付け間違い．

右軸偏位（B），移行帯 V₃〜V₄（A）

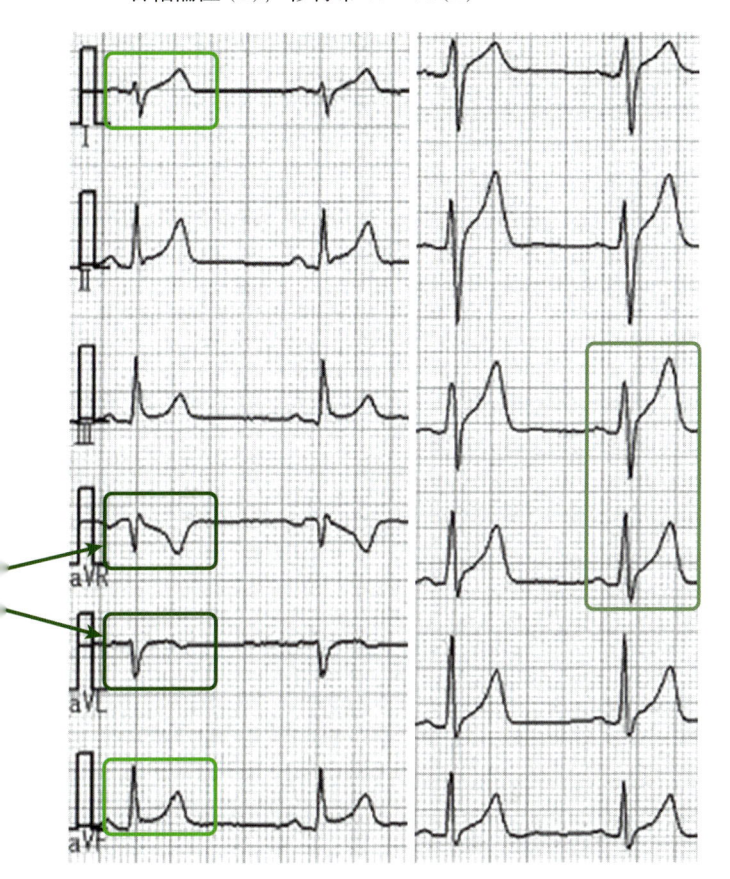

　上肢の電極の左右を入れ替えて撮像．
　電気軸は右軸偏位で判定区分は B，移行帯は V₃〜V₄ で変わらず，判定
区分は A と評価しました．

PとQRSの関係に注意して，所見と判定区分

第19問

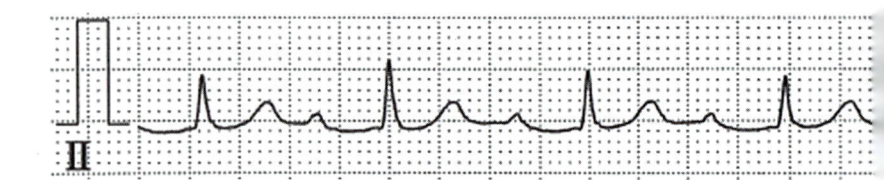
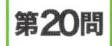

第20問

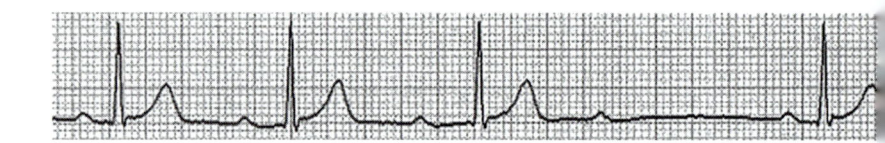

を答えてください.

第21問

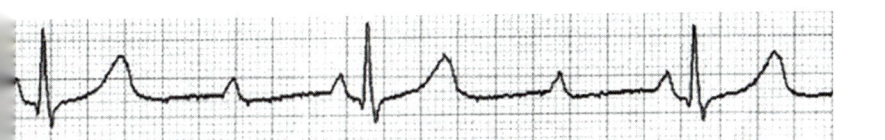

第22問

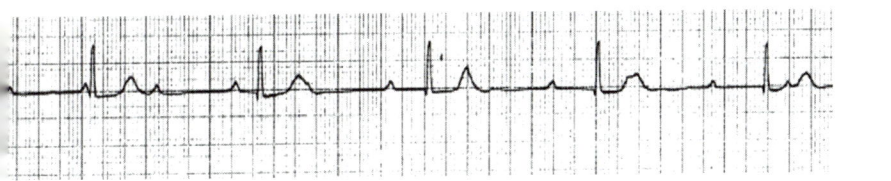

PR延長 (房室伝導障害)

PR（PQ）間隔とはP波の始まりからQRSの始まりまでの時間のことで、洞結節が興奮してから心房興奮を経て、心室が興奮する直前までの時間を表します。

通常、PR間隔は0.12～0.20秒で、2023年版マニュアルでは0.21秒以上（5マス以上）の延長は房室伝導に障害（房室ブロック）があるとしています。房室ブロックはその重症度により1～3度に分類されます。

PQ間隔は延長するものの、P波の後にQRSが欠落することなく、P波とQRSが1：1に対応している状態を1度房室ブロックと呼びます。

1度房室ブロックはPR間隔が延長するだけですが、2度房室ブロックではP波の後にQRS波が欠落することがあり、P波とQRSが1：1に対応しなくなります。
このとき、PR間隔が徐々に延長して最後にQRS波が欠落するタイプをWenckebach型（Mobitz I型とも）2度房室ブロックと呼びます。一方、PR間隔の延長なしにQRS波が欠落するタイプをMobitz II型2度房室ブロックと呼びます。Wenckebach型に比べて、Mobitz II型のほうが予後は不良で、早期にペースメーカの植込みを検討すべきと考えられています。

3度房室ブロックでは、心房からの刺激が心室に伝わらず、P波とQRS波はお互いにまったく無関係に固有のリズムを呈します。

1度房室ブロック	2度房室ブロック		3度房室ブロック
	Wenckebach型（Mobitz I型）	Mobitz II型	
PQ延長のみ P波とQRS波が1：1対応	PQが徐々に延長 最後にQRS波が欠落	PQ延長なし QRS波が欠落	P波とQRS波が互いに関係なく，固有のリズム

第19問 1度房室ブロック

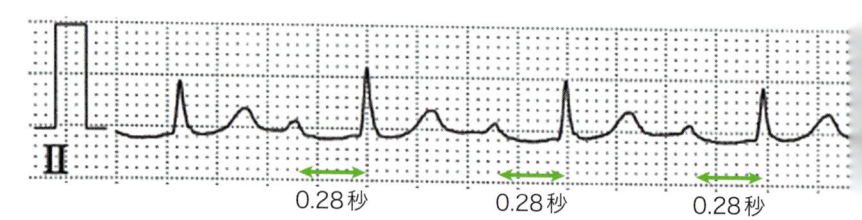

0.28秒   0.28秒   0.28秒

　PQ間隔は0.28秒と延長していますが，P波の後にQRSが欠落すること
なく，P波とQRSが1：1に対応しています．1度房室ブロックと診断し
ます．

第20問 Wenckebach型2度房室ブロック

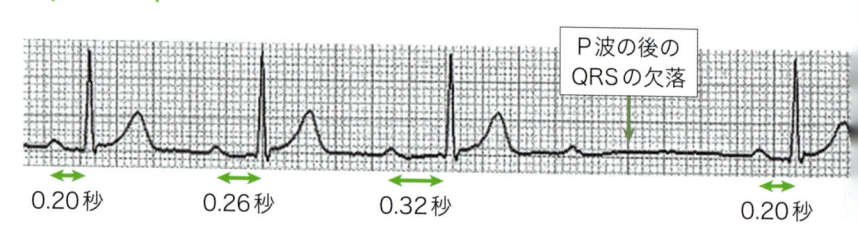

P波の後の
QRSの欠落

0.20秒   0.26秒   0.32秒   0.20秒

　PR間隔が徐々に延長して4拍目のP波の後にQRS波が欠落しています．
Wenckebach型（Mobitz I型）の2度房室ブロックと診断します．

第21問 Mobitz II型2度房室ブロック

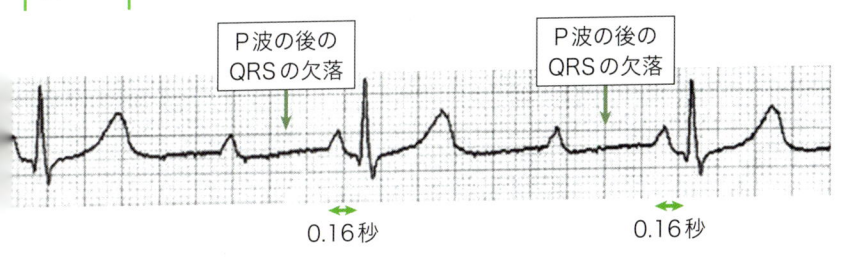

P波の後の
QRSの欠落

P波の後の
QRSの欠落

0.16秒　　　0.16秒

　PR間隔の延長はなく，突然にQRS波が欠落しています．Mobitz II型
の2度房室ブロックと診断します．

第22問 3度房室ブロック

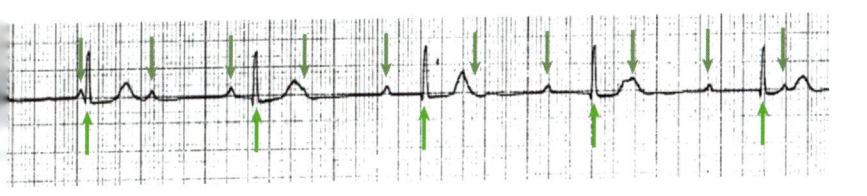

　P波（↓）とQRS波（↑）はお互いにまったく無関係に固有のリズムを呈
しています．心房からの刺激であるP波が心室収縮を示すQRS波に伝
わっていないとわかるので，3度房室ブロックと診断します．

NIPPON DATA80 の検討では，PR延長（PR≧0.22秒）は，総死亡・心血管疾患死亡リスクとの関連は見られず，1度房室ブロックは予後は良好とされており[1]，基本的には軽度な異常（B判定）と考えています．ただし，PR>0.20秒の症例を検討した米国のフラミンガム研究では，心房細動，ペースメーカ植込み，総死亡のリスク増加と関連することが示されています[2]．これらのことから，過去の心電図に比べて，PR間隔が延長している場合には要経過観察（C1判定）とし，延長の程度によってはC1ではなく，C2判定も考慮します．PR間隔が0.3秒を超えるような場合や，意識消失など徐脈性不整脈に基づく症状がある場合には，D2判定とします．

Wenckebach型の2度房室ブロックは，基本的には要経過観察（C1判定）と考えます．高齢者では念のためにC2判定も考慮しますが，スポーツ選手などスポーツ心の可能性が高い場合には，B判定も可能な場合があるでしょう．

Mobitz II型と3度房室ブロックは，ペースメーカの植込みを検討すべきと考え，基本的には要精査（D2判定）ですが，心不全症状や意識消失などの症状がある場合には，D1判定とすべきでしょう．

よって，問題の解答は，

第19問　判定区分B：1度房室ブロック（過去の心電図とPR間隔に変化がなく，徐脈性不整脈に基づく症状がない場合）

第20問　判定区分C1：Wenckebach型2度房室ブロック

第21問　判定区分D2：Mobitz II型2度房室ブロック

第22問　判定区分D2：3度房室ブロック

となります．

	判定区分	備考
1度房室ブロック	B	
	C1	以前よりも延長している場合
	D2	PR＞0.3秒 徐脈性不整脈に基づく症状がある場合
Wenckebach型	C1	
Mobitz II型 3度房室ブロック	D2	
	D1	心不全症状，意識消失などがある場合

文献
1) Hisamatsu T: *Int J Cardiol* 2015; **184**: 291-3.
2) Cheng S: *JAMA* 2009; **301**: 2571-7.

PとQRSの関係に注意して，所見と判定区分

第23問

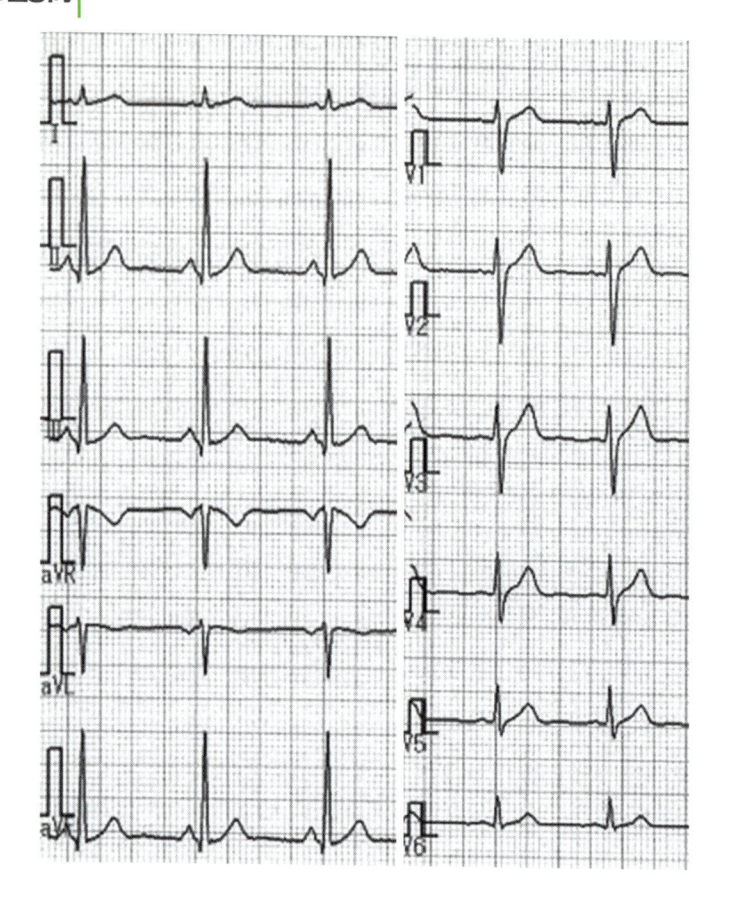

を答えてください.

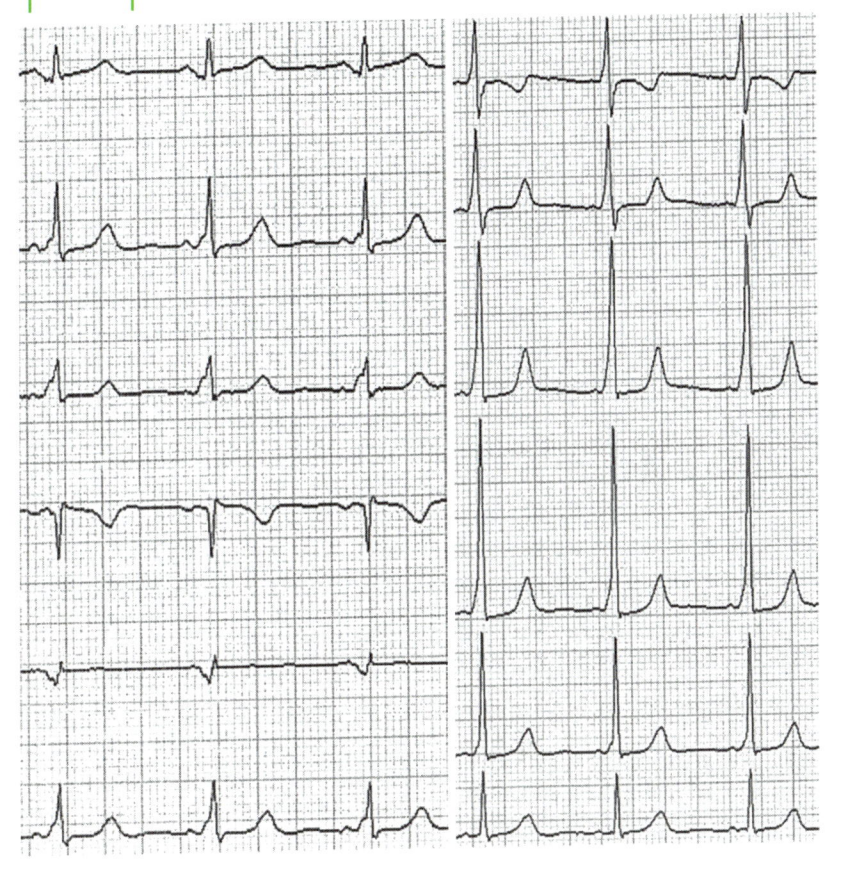

PR短縮

　先にも述べたように，洞結節の興奮から心室が興奮する直前までの時間を表すPR間隔は0.12〜0.20秒ですので，0.12秒未満（3マス未満）をPR短縮と考えます．

　心房から心室への「副伝導路」を介して，心室がより早期に興奮するとき，PR間隔は0.12秒未満に短縮することがあります．このような心電図を早期興奮症候群と呼びます．頻拍発作を呈することがあり，その代表例としてWPW（Wolff–Parkinson–White）症候群とLGL（Lown–Ganong–Levine）症候群があります．

　図に示したように，WPW型心電図ではPR間隔の短縮に加えて，QRSの立ち上がりが急峻に見える幅広のΔ（デルタ）波が認められます．一方，LGL型心電図では，特別な所見はなくPR間隔だけが短縮しています．

　PR間隔が短縮した状態は，副伝導路以外にも，房室結節の形状の異常や交感神経活性が高い状態でも認められます．後述する洞性P波と形が異なる異所性上室調律のときにも，PR間隔が短縮することがあります．短縮したPR間隔に気付いたときにはP波の形状にも注意して異所性上室調律を見落とさないようにします．

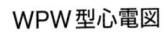

WPW 型心電図

LGL 型心電図

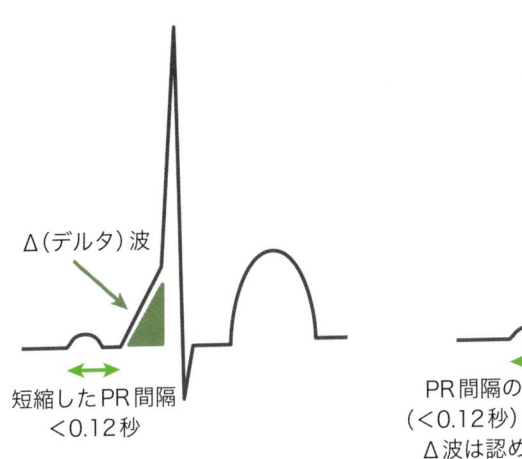

Δ（デルタ）波

短縮した PR 間隔
＜0.12 秒

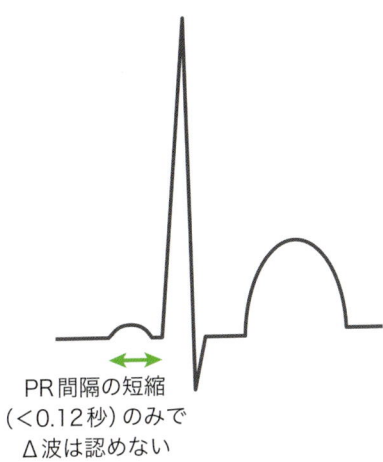

PR 間隔の短縮
（＜0.12秒）のみで
Δ 波は認めない

第23問 PR短縮（LGL型）

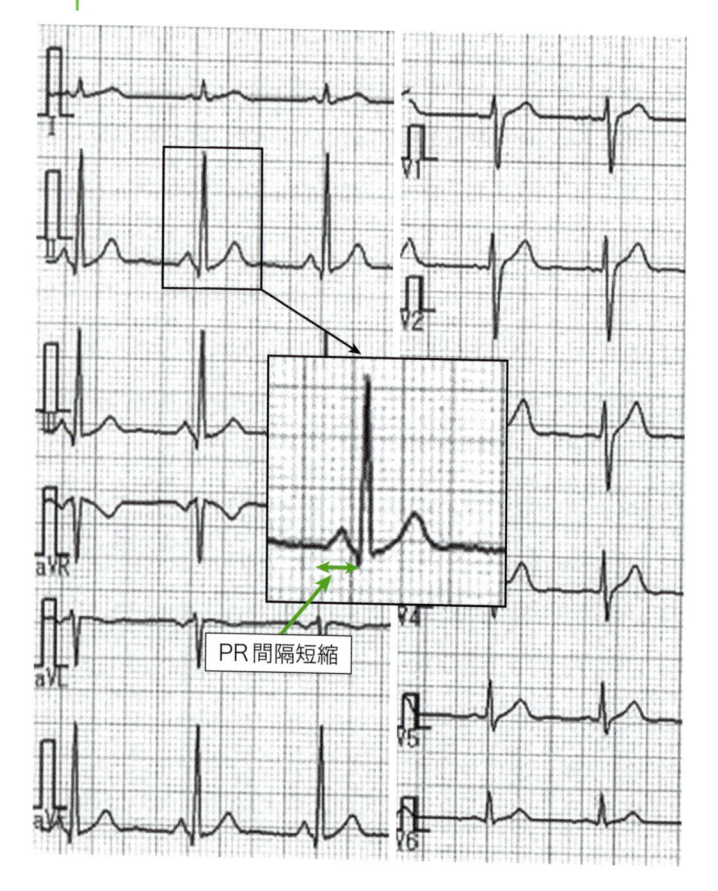

PR 間隔短縮

　PR間隔は0.10秒と短縮していますが，デルタ波はありません．通常の
PR短縮（LGL型心電図）で，頻拍発作を伴えばLGL症候群の可能性が高
くなります．

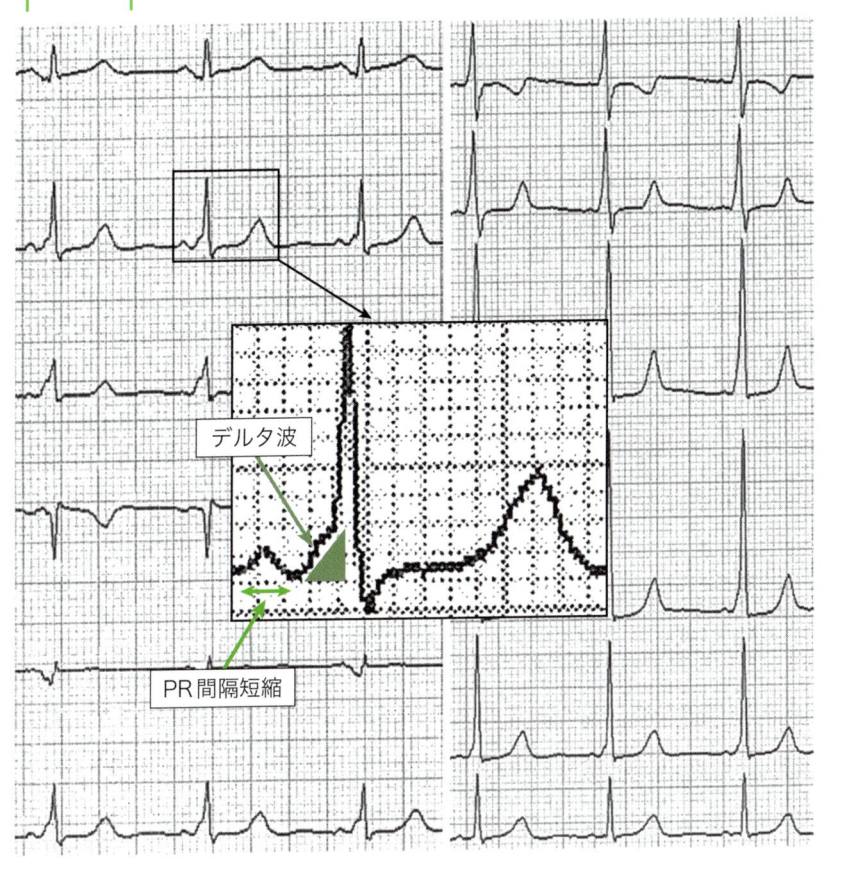

デルタ波

PR間隔短縮

PQ間隔は著しく短縮しており，デルタ波も認めるので，WPW型心電図と診断します．頻拍発作を伴えばWPW症候群として扱います．

　これらの心電図の評価判定には，心電図波形だけでなく病歴の聴取が重要になります．すなわち，失神や動悸などの不整脈疾患を疑う自覚症状を伴ったり，若年者の突然死や遺伝性不整脈疾患（疑い含む）の家族歴がある場合には，D2判定とします．

　このような病歴がない場合，単なるPR間隔の短縮（LGL型心電図）ではB判定，デルタ波を伴うWPW型心電図ではC1判定とします．ただし，初回指摘時（過去にも指摘されたが，現在まで医療機関を受診していない場合を含む）のWPW型心電図は，D2判定として精査すべきです．

　よって，問題の解答は，
　　　第23問　判定区分B：PR間隔の短縮，LGL型心電図（不整脈疾患を疑う自覚症状や家族歴病歴があればD2）
　　　第24問　判定区分C1：WPW型心電図（不整脈疾患を疑う自覚症状や家族歴病歴があればD2，初回指摘時や医療機関の受診歴がない場合にはD2）

			判定区分	備考
PR短縮	自覚症状あり 家族歴病歴あり		D2	
	自覚症状, 家族歴病歴なし	LGL型	B	
		WPW型	C1	
			D2	受診歴がない場合

P波に注意して，所見と判定区分を

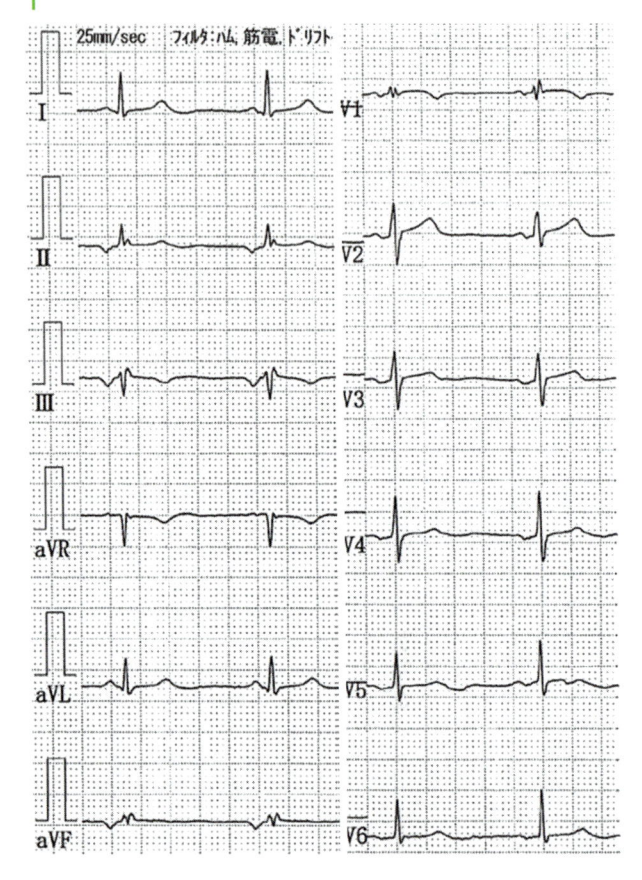

答えてください.

第26問

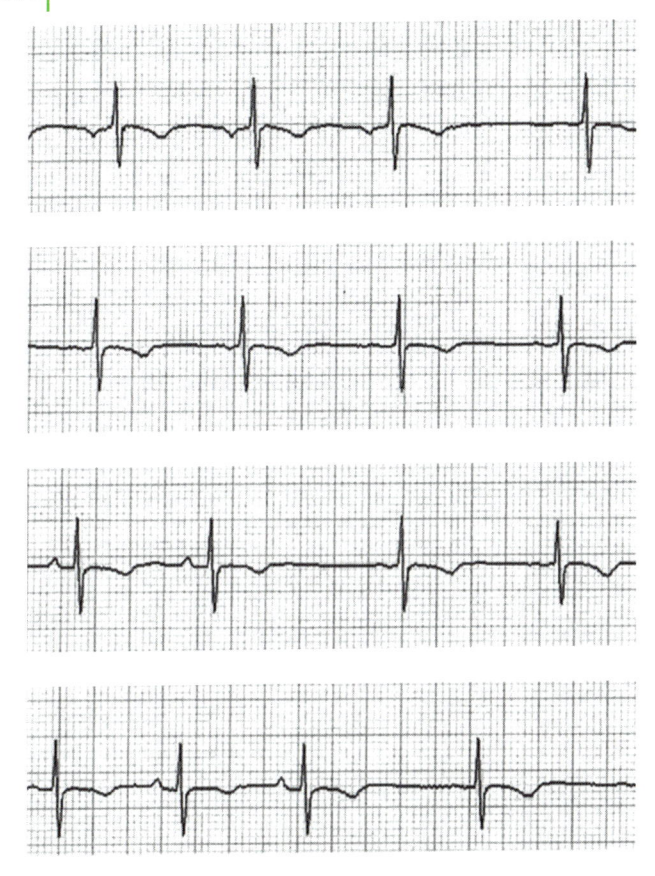

　通常の標準12誘導心電図ではなく連続した1チャンネルのモニタ心電図
（II誘導相当）です.

異所性上室調律（異所性Ｐ波）

　洞調律と異なり，肢誘導の（Ⅱ），Ⅲ，aV$_F$誘導で陰性Ｐ波を認めることがあります．2023年版マニュアルでは，ペースメーカとなる電気刺激が洞結節からではなく，房室接合部や心房から由来している状態をそれぞれ，房室接合部調律，異所性心房調律としています．

　以前はPR間隔が0.12秒以上の場合を冠静脈洞調律，0.12秒以上の場合を房室接合部調律と呼び，Ⅰ，V$_6$でもＰ波が陰転化している場合には左房調律と呼んでいました．

　しかし，厳密には，Ｐ波の形やPR間隔だけで，電気刺激の起源を正確に同定することは難しく，洞結節以外の上室由来の刺激は一括して「異所性上室調律」と呼んだほうが正確と考えています．

　また，異所性上室調律の特殊な場合として，電気刺激が1か所ではなく，複数の箇所を起源とする場合があります．2023年版マニュアルでは移動性心房調律と表現されていますが，従来，移動性ペースメーカ（wandering pacemaker），移動性心房ペースメーカ，ペースメーカ移動，と呼ばれたものがこれに相当します．歩調取りとなるペースメーカの位置が心房内で移動するため，Ｐ波はいろいろな形をとります．PR間隔が変動し，調律はしばしば不規則になります．

　異所性上室調律は基本的には無害なもので，判定区分はＢに相当します．

	判定区分
異所性上室調律 ※房室接合部調律，異所性心房調律など	B
移動性心房調律	

第25問 異所性上室調律（B）

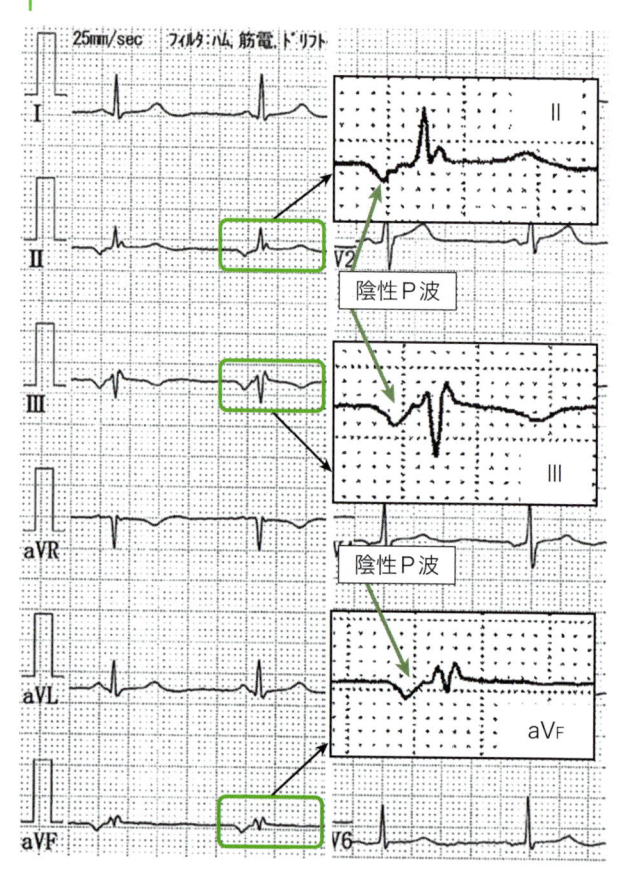

　洞性P波と異なり，II，III，aVF誘導で陰性です．異所性上室調律と診断します．

　特に問題となることはなく，判定区分はB判定になります．

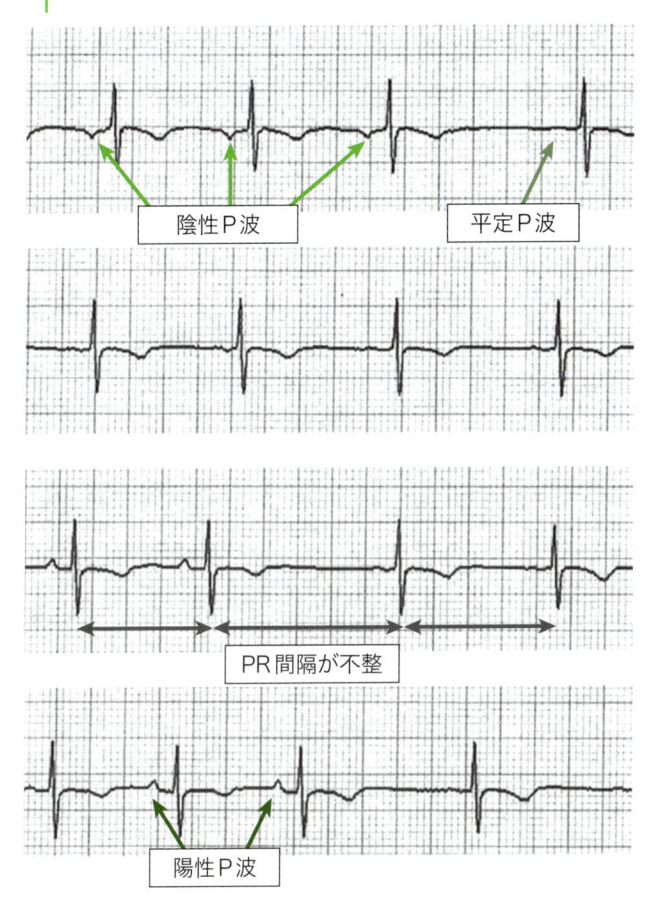

陰性Ｐ波　　　　　平定Ｐ波

ＰＲ間隔が不整

陽性Ｐ波

　Ｐ波は陰性・平定・陽性とさまざまな形をとり，RR間隔も不規則なことから，移動性心房調律と診断します．特に問題となることはなく，判定区分はＢ判定になります．

P波の電位に注意して，所見と判定区分を

第27問

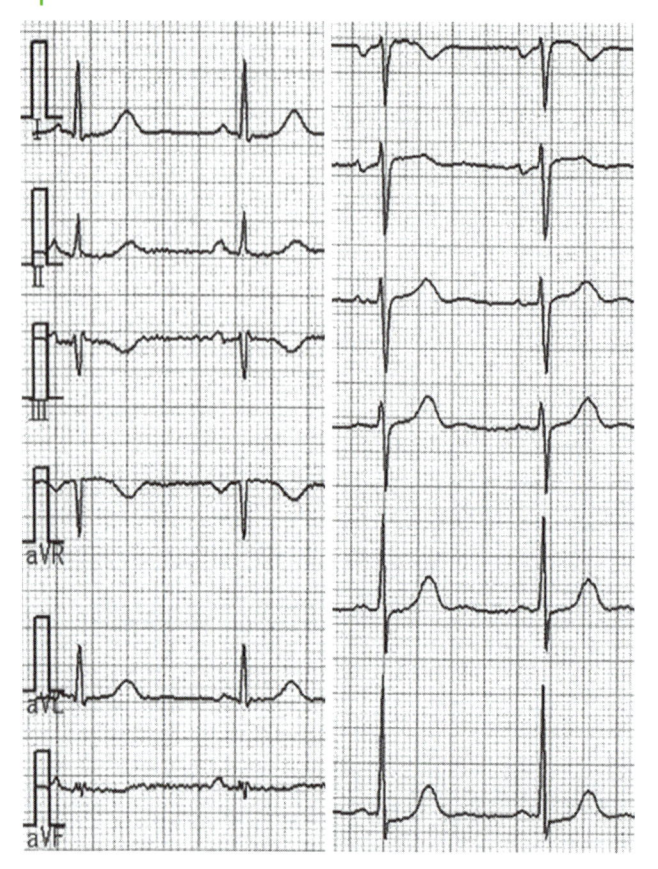

やや難問です．

答えてください.

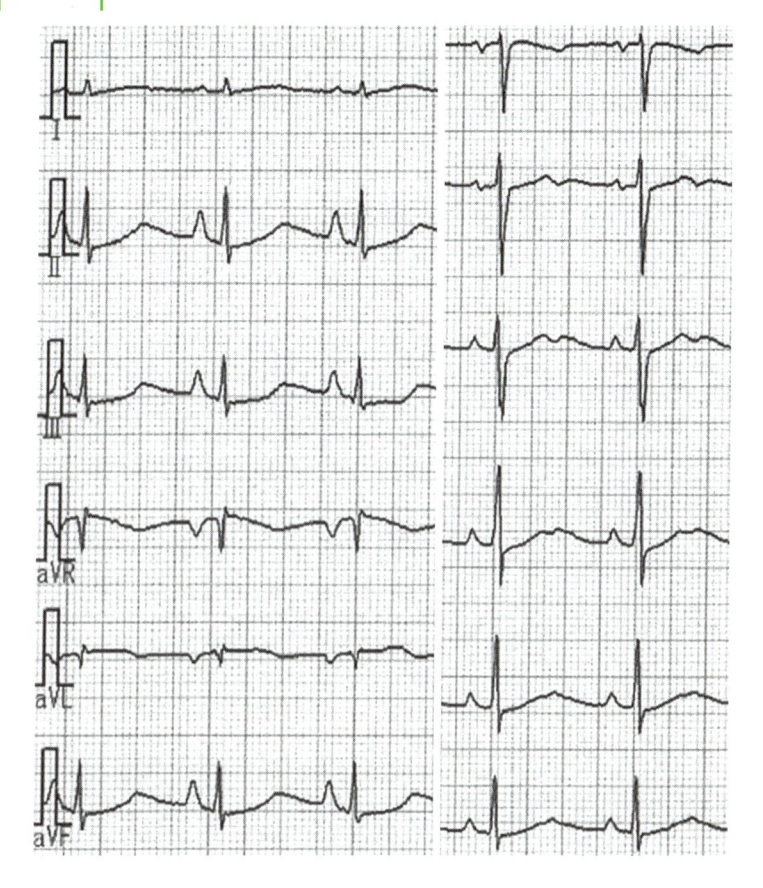

心房負荷（拡大）

心電図のP波は右房と左房の電気的興奮が合成された波形です．前半部分は右房の，後半部分は左房由来の情報になります．

例えば，躯幹の右側にあるV1誘導で記録されるP波は，その前半部分は右房の興奮のため上向きになり，後半部分の左房の興奮はV1誘導からは遠ざかるために下向きの陰性の波として記録されます．その結果，正常のV1誘導のP波は前半は上向きで，後半は下向きに振れる二相性の波形を示します．

このV1誘導のP波では左房負荷を評価することができます．左房負荷の場合には，P波の前半成分に比して後半成分が大きな割合を占めて，幅広かつ深くなります．このときに，P terminal force（PTF）という概念が役立ちます．PTFは「P波の深さ×V1誘導のP波の陰性部分の幅」で表され，この指標が0.04 mm・秒以上あれば左房負荷と判定します．

左房負荷所見は単独に見られる場合には，必ずしも病的意義に高いものではありません．漏斗胸などにも認められるときもあり，B判定相当と考えます．後に述べる左室または右室の高電位の合併があれば，心室の負荷が心房にも及んでいることも考慮して，C（C1）判定が妥当と考えます．

また，洞結節は右房の上部にあるため，下部の房室結節に向かう心房の興奮は，心臓を下部から見るⅡ・Ⅲ・aVF誘導では通常は陽性に記録されます．これらの誘導では右房負荷を評価することができます．

右房負荷の場合には，P波の前半成分の割合が大きくなるので，P波の波高は増高しますが，幅は広くなりません．このとき，Ⅱ・Ⅲ・aVF誘導のいずれかのP波が尖鋭化し，0.25 mV以上の波高があれば，右房負荷（拡大）と判定します．

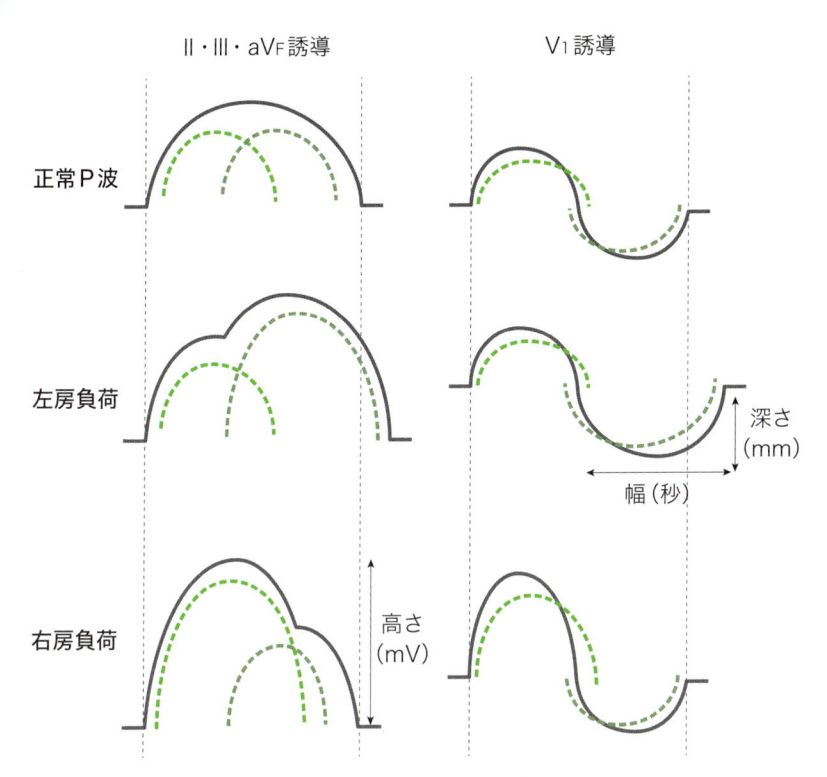

II・III・aVF誘導　　　V1誘導

正常P波

左房負荷

右房負荷

深さ（mm）

幅（秒）

高さ（mV）

　左房負荷所見と同様に，左室または右室の高電位を合併しないかぎり，右房負荷所見の区分判定はBになり，合併があればC1判定が妥当と考えます．

	判定区分	備考
左房負荷 右房負荷	B	心室の高電位の合併の場合はC1

第27問 左房負荷（B）

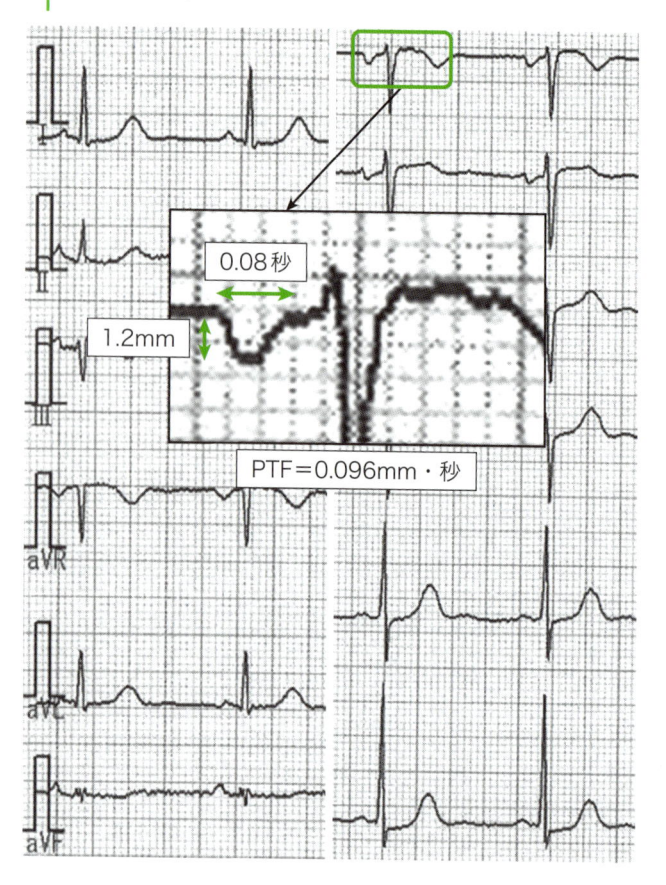

0.08秒

1.2mm

PTF＝0.096mm・秒

PTFが0.096 mm・秒と0.04 mm・秒を超えており，左房負荷と診断します．

特殊な状況を除いて，基本的な判定区分はB判定とします．

右房負荷（B）

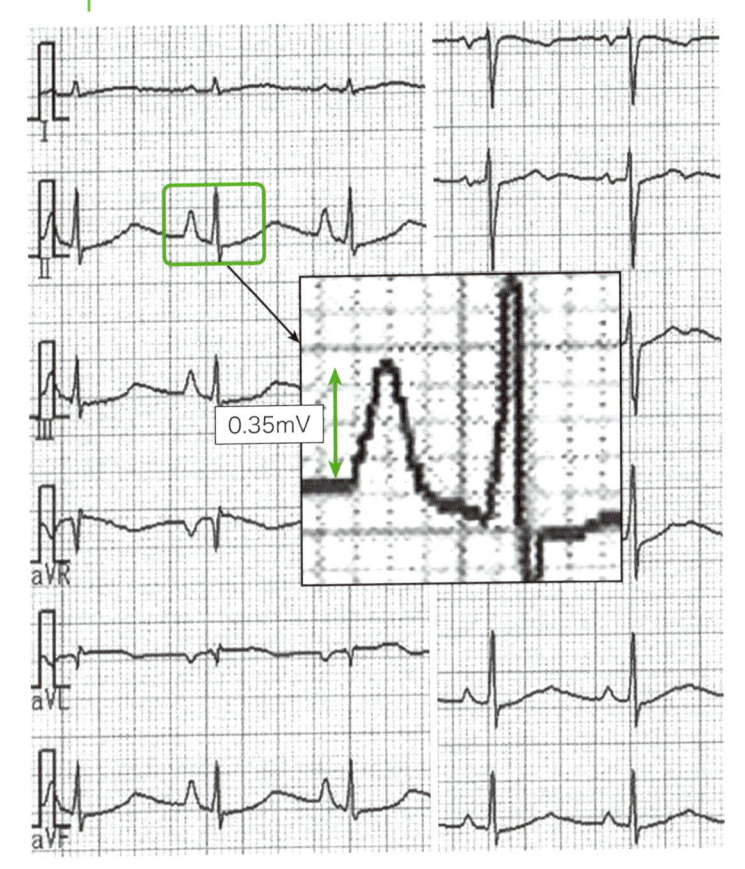

0.35mV

Ⅱ誘導のP波高0.35 mVと0.25 mVを超えて右房負荷基準を満たしており，また，Ⅲ・aVF誘導も同様の波高を有するため，右房負荷と診断します．特殊な状況を除いて，基本的な判定区分はB判定とします．

次の4問のQRS波の電位に注意して,

第**29**問

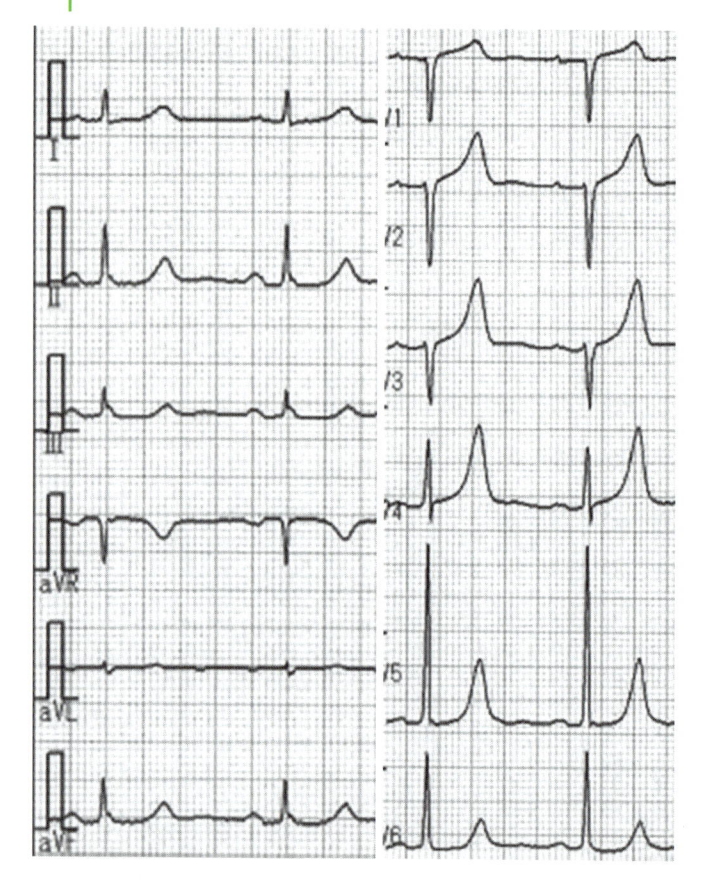

所見と判定区分を答えてください.

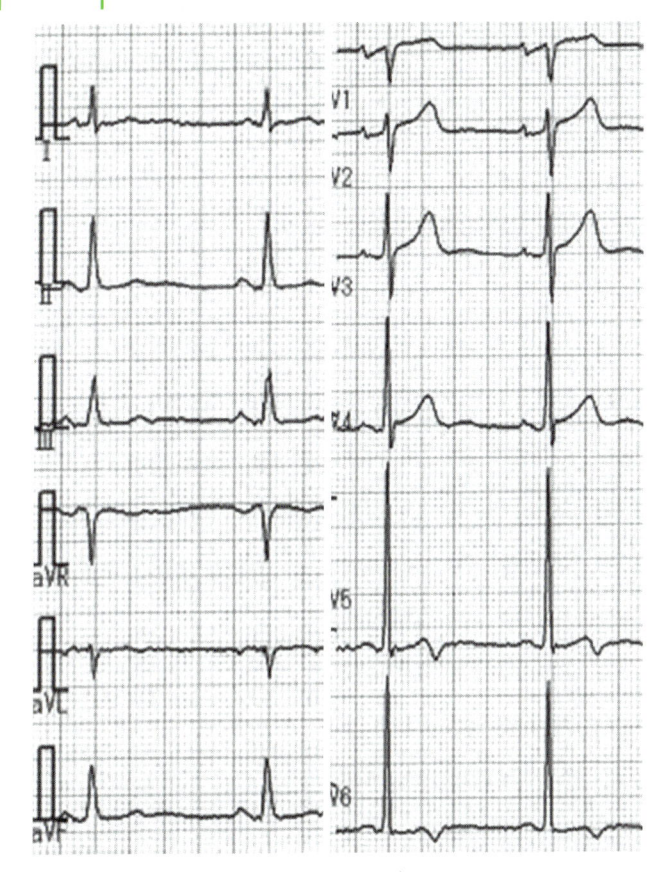

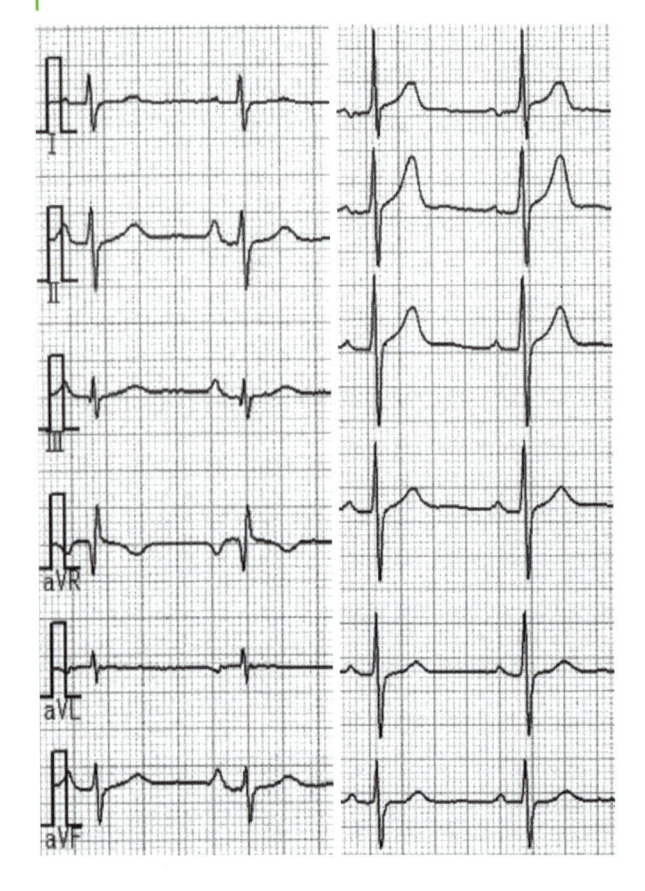

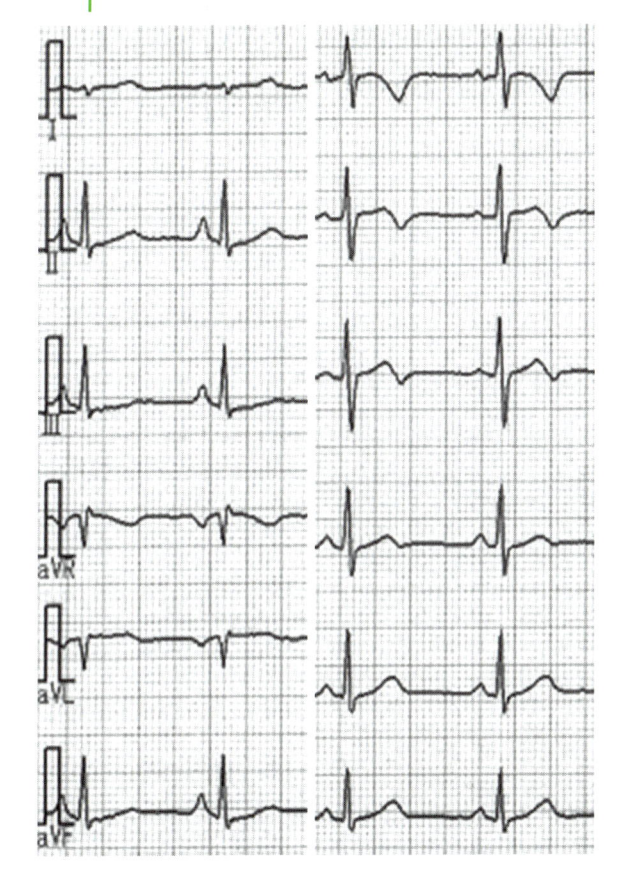

高電位と肥大

　一般に，左室・右室を問わず，心室の高電位を表す所見はR波の増高です．

　左室高電位であればV5・V6誘導の，右室高電位であればV1の高電位を認めます．

　2023年版マニュアルでは左室高電位の基準は，V5またはV6のR>2.6 mV，もしくはSV1＋RV5（V6）>3.5 mVとされています．

　一方，右室高電位の基準は，V1のR≧0.5 mVで，かつR/S>1とされています．

　左室・右室高電位は，必ずしも高血圧や肺高血圧を反映するものではなく，やせ型で胸壁の薄い方や，移行帯の回転具合で生じることもあります．基本的にはB判定としますが，左房または右房の負荷所見の合併があればC（C1）判定とします．

　また，この高電位の基準にストレインパタンを合併すると，心室肥大の基準を満たします．逆に言えば，ストレインパタンがなければ心肥大とは診断しません．なお，ストレインパタンとは心室への負荷増大に伴う心電図変化で「ST低下が（非対称性の）陰性Tに繋がる所見」です．図に模式図と実例を示しました．

　心室肥大ではこれらの所見に加えて，QRS間隔の延長（肥大による心室興奮時間の遅延）や軸偏位（左室肥大であれば左軸偏位，右室肥大であれば右軸偏位）を合併することがあります．

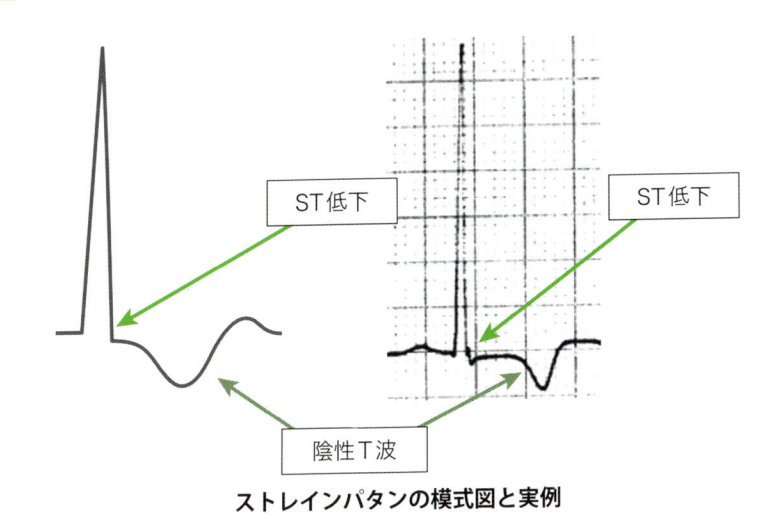

ST低下 ST低下

陰性T波

ストレインパタンの模式図と実例

左室高電位	V_5 または V_6： $R > 2.6$ mV　or　$SV_1 + RV_5 (V_6) > 3.5$ mV
右室高電位	V_1： $R \geqq 0.5$ mV　and　$R/S > 1$
心室肥大	高電位＋ストレインパタン

第**29**問 左室高電位

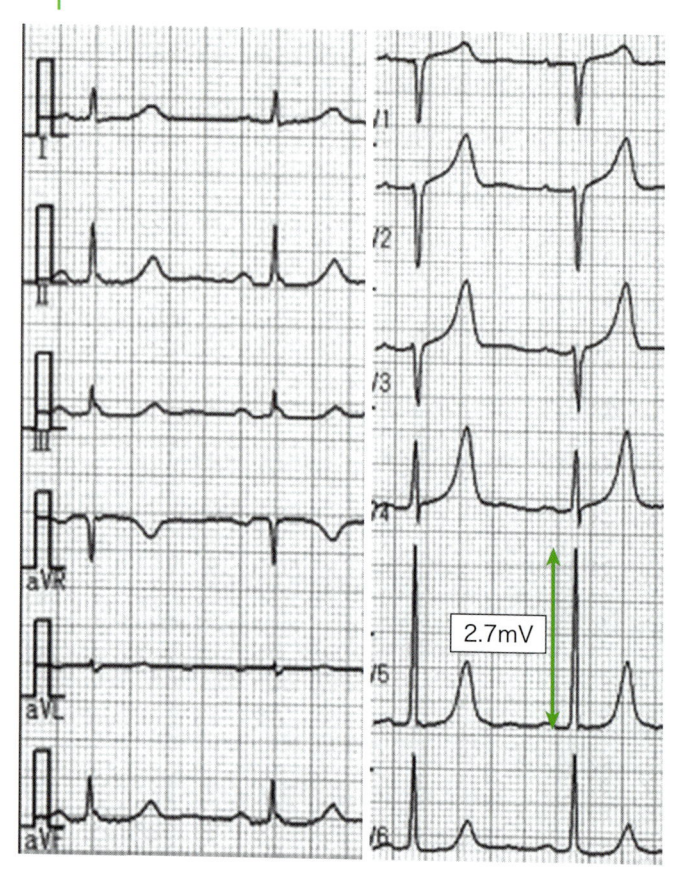

V$_5$のR波高は2.7 mVの電位を持つため，左室高電位の基準を満たしています．

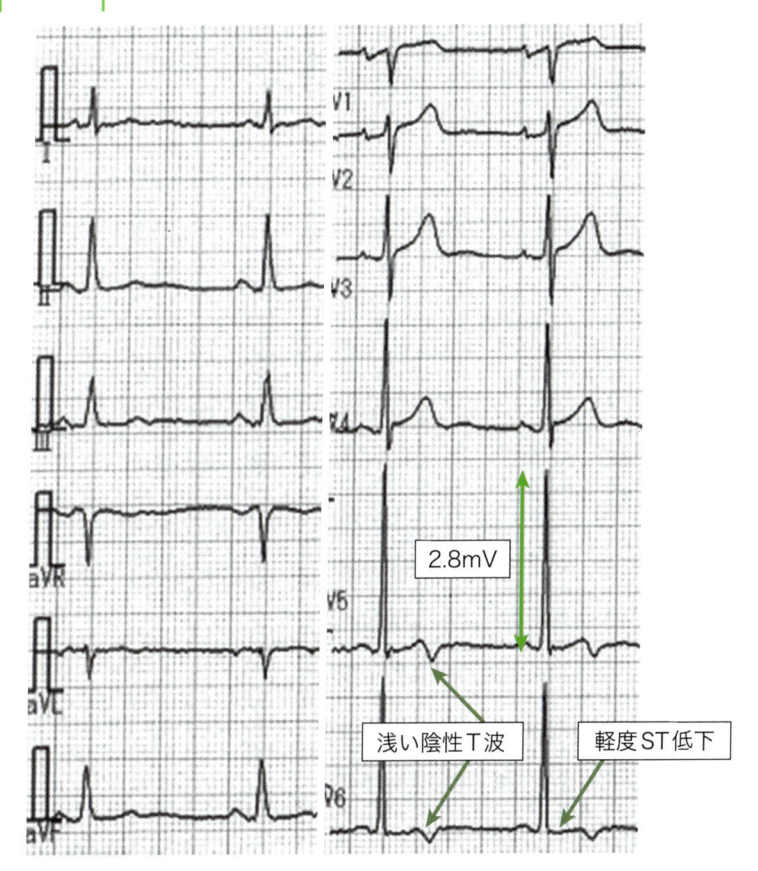

2.8mV

浅い陰性T波

軽度ST低下

　V₅のR波高は2.8 mVの電位があり，T波の陰性化も認めます．V₆では
軽度のST低下と陰性T波を認め，左室肥大の基準を満たしています．

第31問 右室高電位

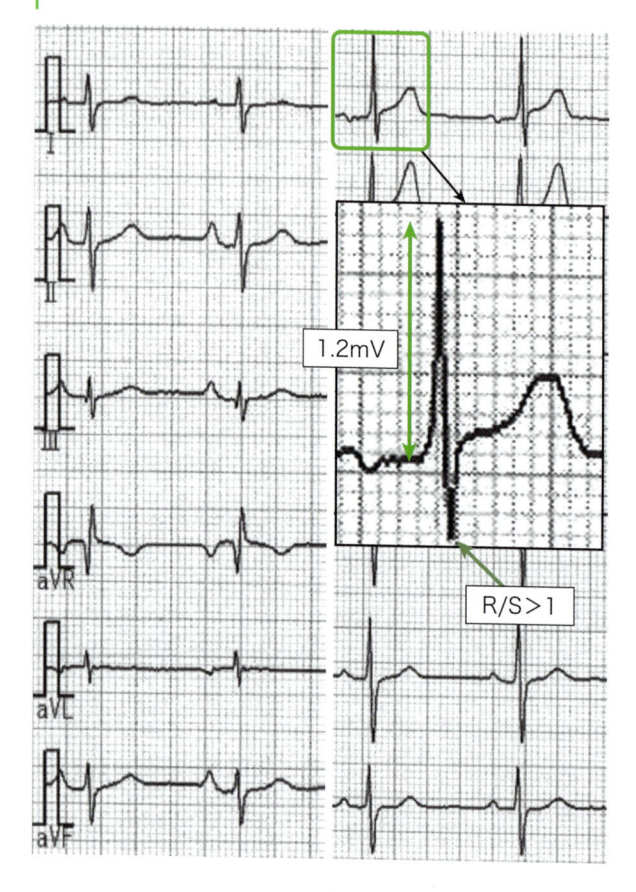

V_1 には陰性 T 波を認めませんが，R 波高は 1.2 mV で，R/S も 1 を超えており，右室高電位の基準を満たしています．

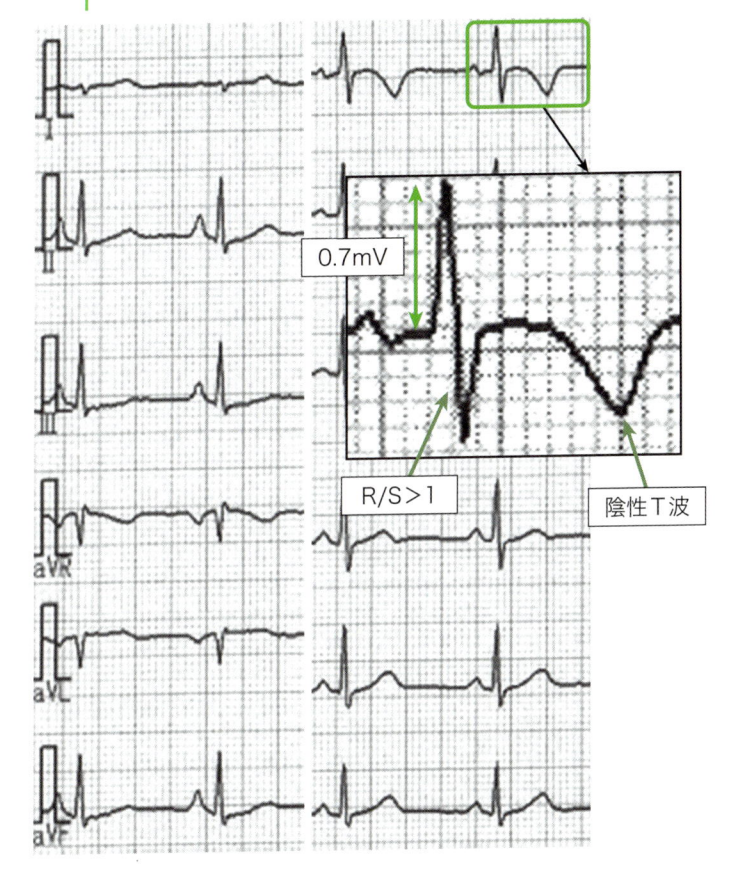

0.7mV

R/S＞1

陰性T波

　V1に陰性T波を認め，R波高は0.7mVで，R/Sも1を超えており，右室肥大の基準を満たしています．

R波の増高を呈する2つの病態である高電位と肥大は，判定区分の面からは分けて考える必要があります．

2023年版マニュアルの判定区分では，左室高電位の場合にはB判定ですが，左室肥大の場合にはC〜D判定で，これはST低下度やT波異常の程度に準じて行うとされています．著者はST低下の程度が軽く，T波が平定または軽度陰転化程度であればC1，中等度のST–T変化であればC2，それ以上の変化ではD2相当と考えます．また，初回指摘時（医療機関の受診がない場合も）や他に冠危険因子があればD2判定とします．

ちなみに，第3期特定健康診査・特定保健指導では，心電図で左室肥大所見がある場合には医療機関への受診を推奨しています．

心電図による右室肥大の診断は，特異度は高いものの感度はさほど高くありません[1]が，右室肥大所見は総死亡リスクを上昇させること[2]が報告されています．判定区分は左室の高電位・肥大に準じて行い，右室高電位はB判定ですが，肥大はC〜D判定になります．

なお，左室または右室高電位に右房または左房負荷が合併する場合にはC判定になります．過去にも確認された所見であればC1判定相当，初見の場合にはC2判定と考えます．

よって，問題の解答は，

第29問 判定区分B：左室高電位

第30問 判定区分C1：ST–T変化が軽度な左室肥大（初回指摘時や
医療機関の受診がない場合にはC2）

第31問 判定区分B：右室高電位

第32問 判定区分C2：中等度のST–T変化のある右室肥大（初回指
摘時や医療機関の受診がない場合にはD2）

		判定区分	備考
左室（右室）高電位	心房負荷　なし	B	
	心房負荷　あり	C1	
		C2	初診の場合
左室（右室）肥大	ST–T変化　軽度	C1	
	ST–T変化　中等度	C2	
	ST–T変化　高度	D2	
	初診の場合	D2	

文献

1）Nikus K: *J Electrocardiol* 2018; **51**: 46–9.
2）Kowal J: *J Electrocardiol* 2019; **54**: 49–53.

P波とQRS波の電位に注意して, 所見と判定区分

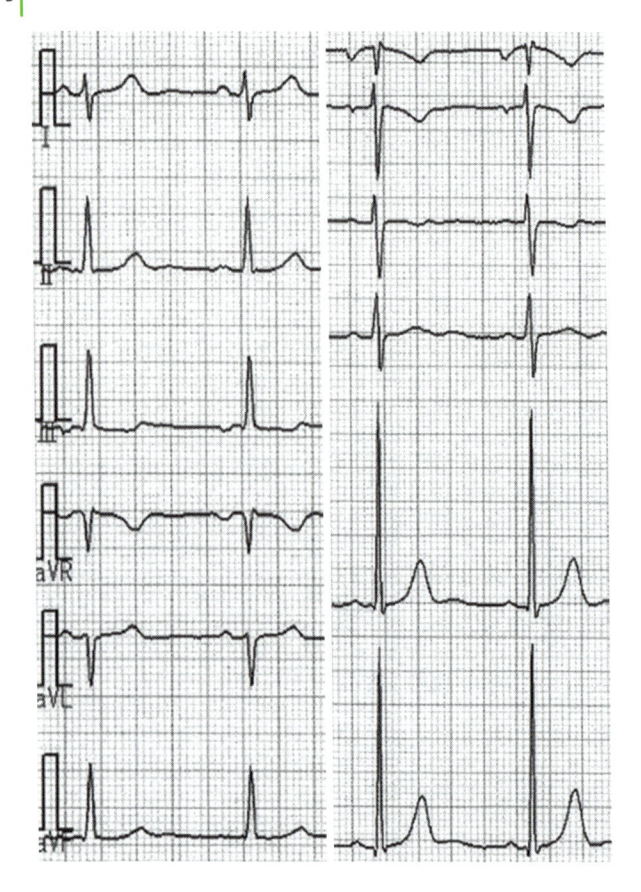

第34問

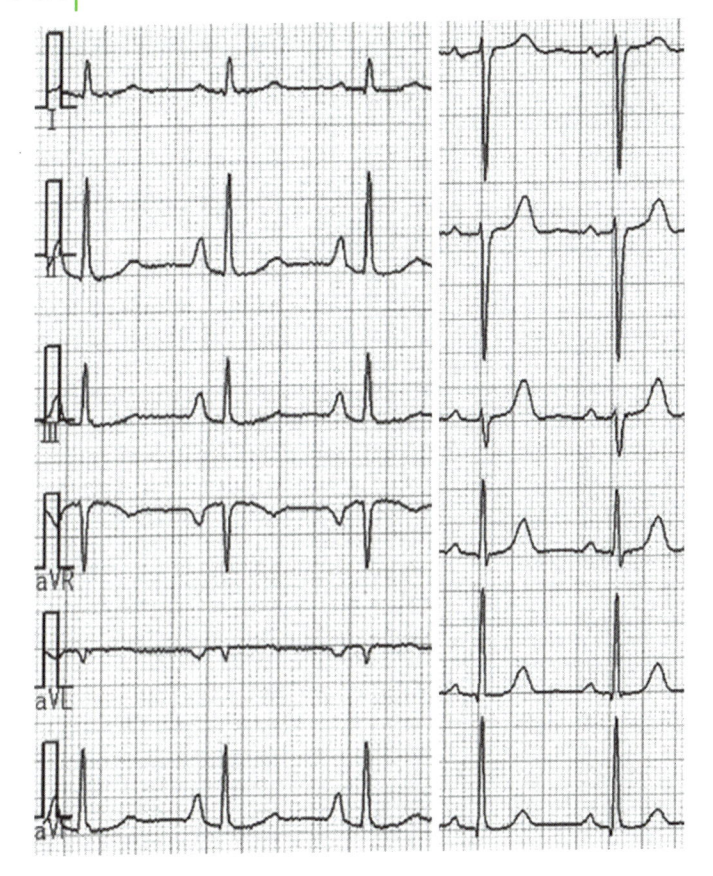

第33問 | 左室高電位,左房負荷あり(C1)

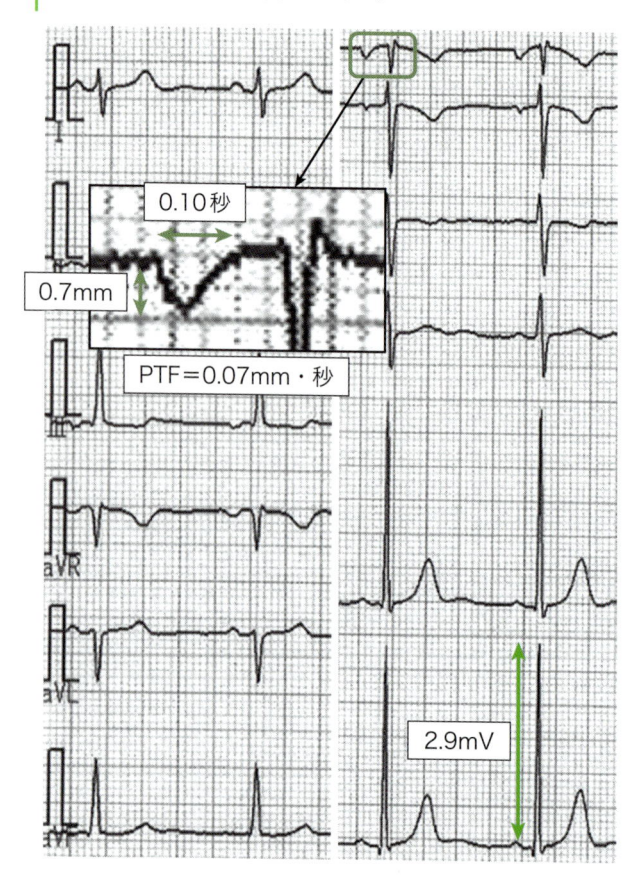

0.10秒

0.7mm

PTF=0.07mm・秒

2.9mV

　　V6のR波高は2.9mVと左室高電位の基準を満たし,V1のPTFは0.07mm・秒と左房負荷の基準も満たしています.特殊な状況を除いて,判定区分はC1とします.

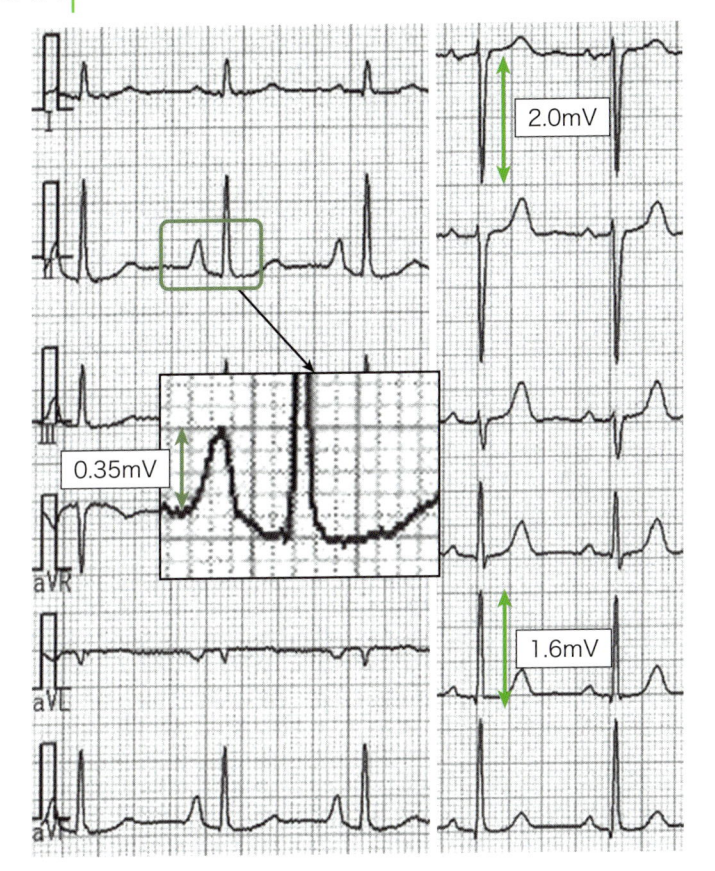

2.0mV

0.35mV

1.6mV

SV₁とRV₅の波高計は3.6 mVと左室高電位の基準を満たし，ⅡのP波は0.35 mVと右房負荷の基準も満たしています．特殊な状況を除いて，判定区分はC1とします．

QRS波の電位に注意して，所見と判定区分

第35問

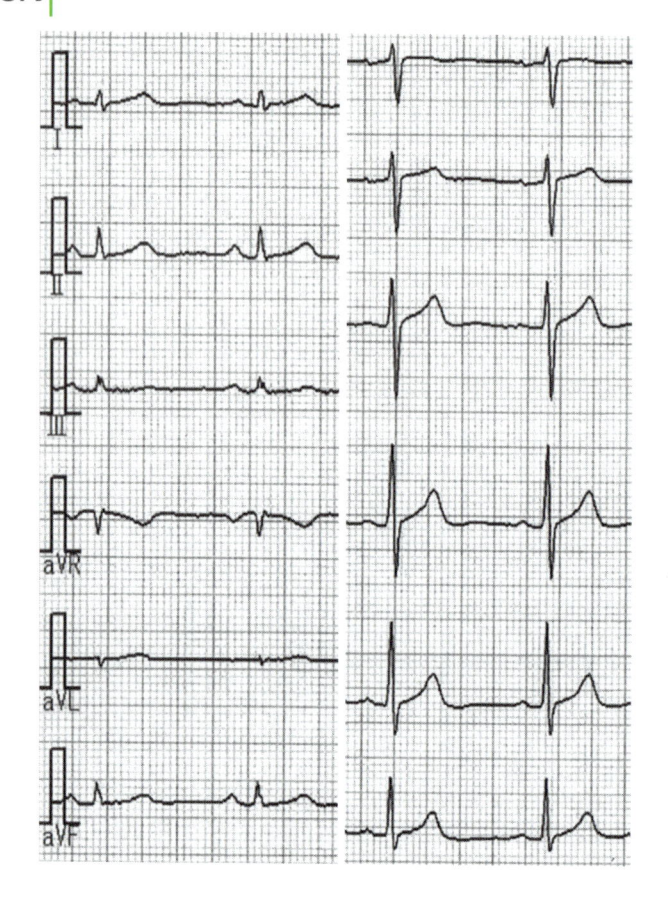

を答えてください.

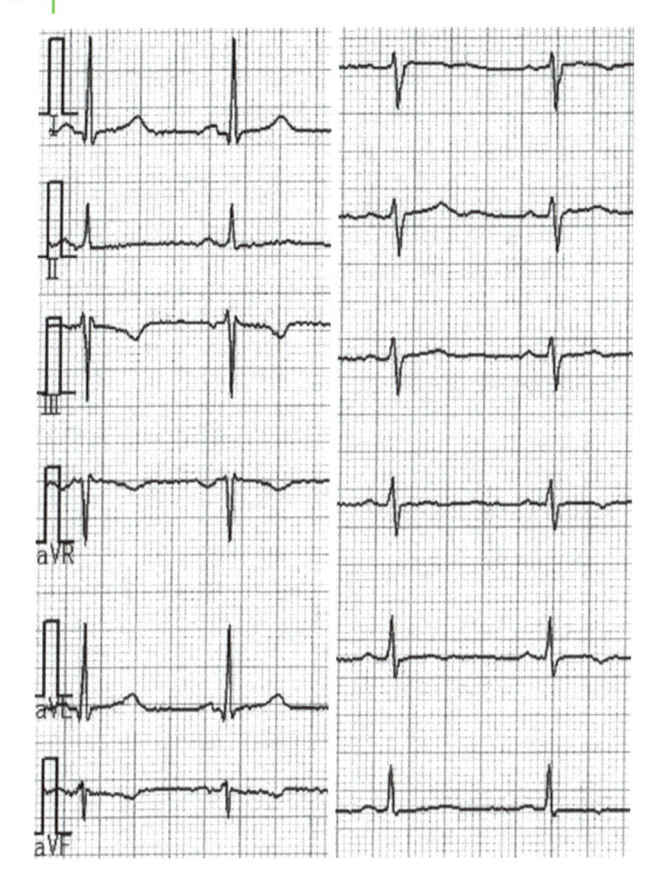

　高電位差に対して，低電位差の診断基準も存在します．ミネソタコードの基準では，四肢誘導のすべてのQRSの電位が0.5mV未満，または胸部誘導のすべてのQRSの電位が1mV未満の両者の基準を満たすものが低電位とされています．

　四肢誘導では低電位差の基準を満たすものの，胸部誘導では低電位差所見がない状況はしばしば見られます．一方，四肢誘導が通常の電位で胸部誘導の全誘導が低電位差という状況はまれと考えられています[1]．

　個人的には違和感のあるところですが，2023年版マニュアルの判定区分では，胸部誘導のみの基準は含めず，四肢誘導（Ⅰ・Ⅱ・Ⅲ誘導）で低電位差の基準を満たした場合のみを低電位差としています．肥満などの心臓の起電力以外の影響も受け，必ずしも心臓の異常を反映するものではなく，通常は判定区分をBとしています．

　ただし，自覚症状や心電図以外の検査で肺気腫，心嚢液貯留が明らかであったり，疑われる場合にはC判定以上への変更を考慮します．

		判定区分
低電位	四肢誘導すべて 0.5 mV 未満	B
	胸部誘導すべて 1 mV 未満	判定区分なし

文献

1) 小沢友紀雄：綜合臨床 2007；**56**：165-76.

第35問 | 肢誘導の低電位差（B）

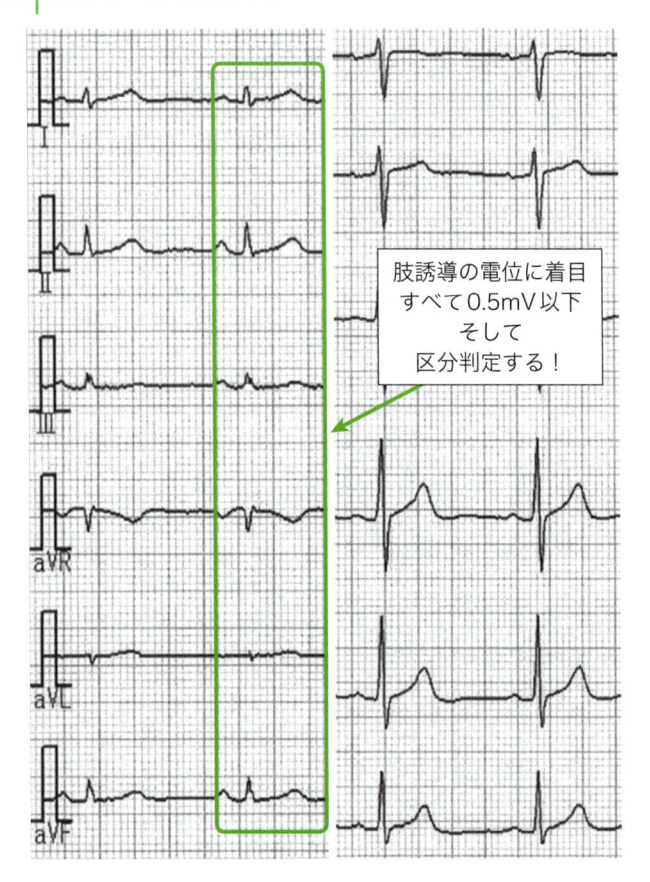

肢誘導の電位に着目
すべて0.5mV以下
そして
区分判定する！

　四肢誘導（Ⅰ・Ⅱ・Ⅲ誘導を含む）のすべてQRSの電位が0.5 mV未満と低電位差の基準を満たしています．判定区分はBとします．

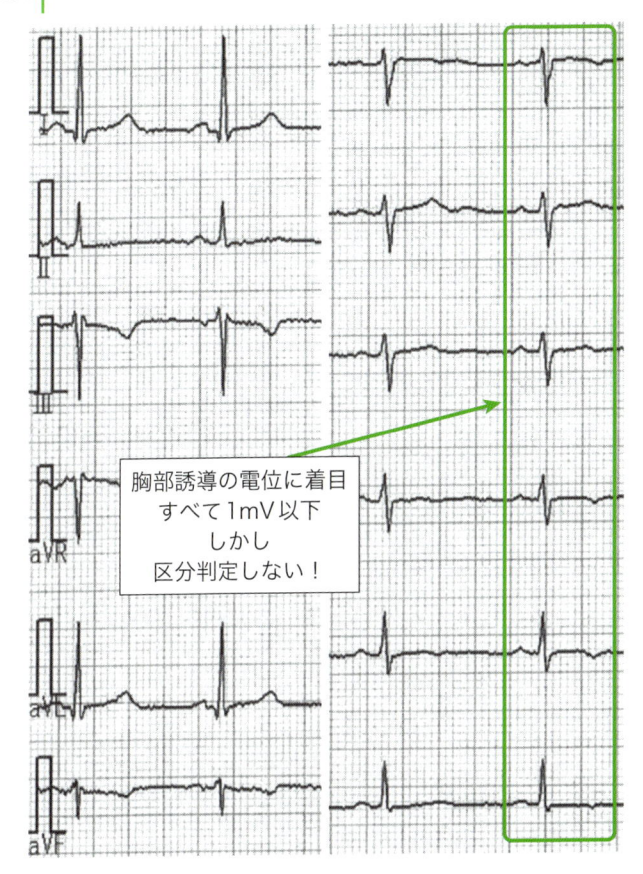

胸部誘導の電位に着目
すべて1mV以下
しかし
区分判定しない！

　胸部誘導のすべてのQRSの電位が1mV未満と低電位差の基準を満たしています．低電位差の所見はありますが，特に記述の必要もなく，区分判定の必要もありません．

QRS波に注意して，所見と判定区分

第37問

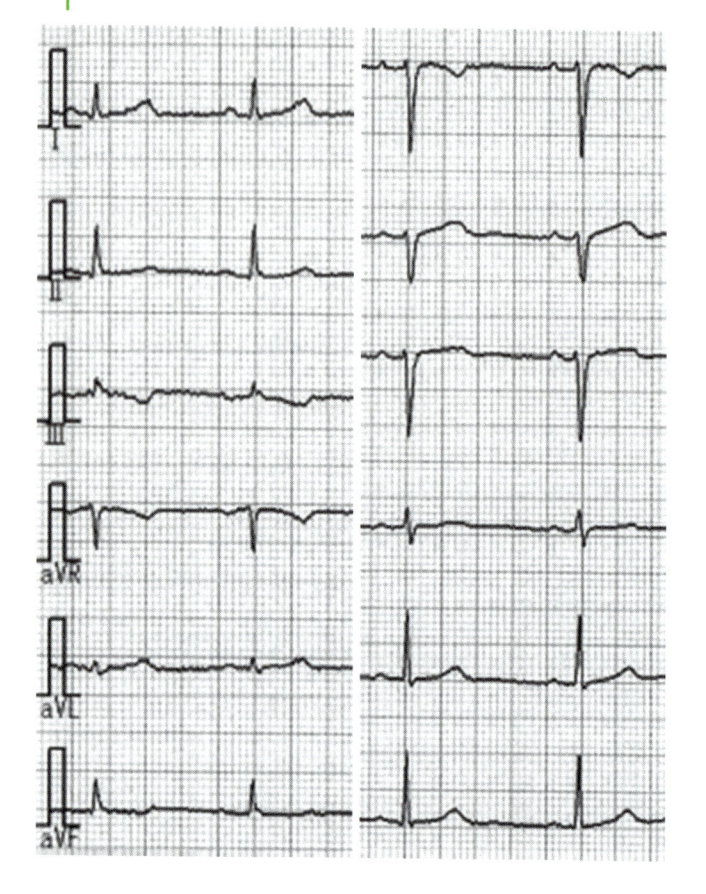

を答えてください.

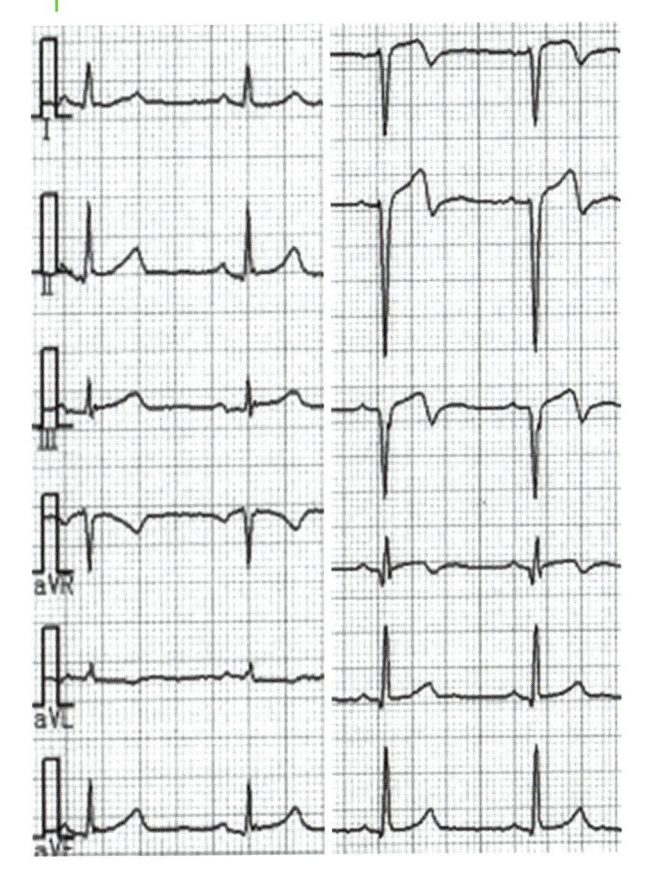

　移行帯の項でも示したように，胸部誘導は右側から左側に向かってR波が徐々に増高していきます．中でも，V_1からV_2誘導，V_2からV_3誘導へ移るにつれて，R波は約0.1 mV以上ずつ増高するとされており，これをR波増高（R wave progression）と呼びます．この増高の程度が不良のとき，R波増高不良（poor R wave progression）と診断します．

　2023年版マニュアルでは，「V_1の初期のR波が0.2 mV以下で，R波高が，$V_3 \leqq V_2 \leqq V_1$のときをR波増高不良」としています．ただ，$V_3 \leqq V_2 \leqq V_1$であればR波の「増高不良」というよりも「減高」になり，この基準を満たす症例はさほど多くないと思われます．

　この所見はやせ型の方に見られ，基礎疾患がないこともあるのですが，左室肥大や肺性心および前壁中隔梗塞の際にも見られる所見です．前壁中隔梗塞が疑われるときは，精査（急性期・亜急性期であれば治療）すべきなので D2（D1）判定としますが，それ以外であれば経過観察で十分と考えて C1 判定とします．

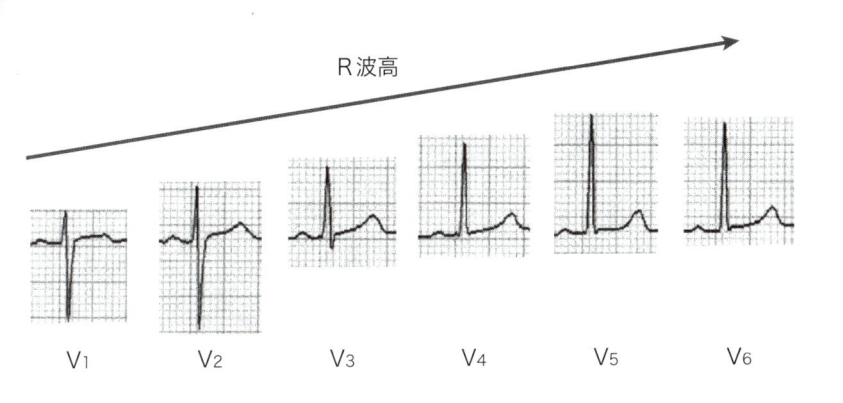

R 波高

V₁　　V₂　　V₃　　V₄　　V₅　　V₆

	判定区分	備考
R波増高不良	C1	
	D2	前壁中隔梗塞が疑われる場合 （急性期・亜急性期であればD1）

第**37**問 R波増高不良（C1）

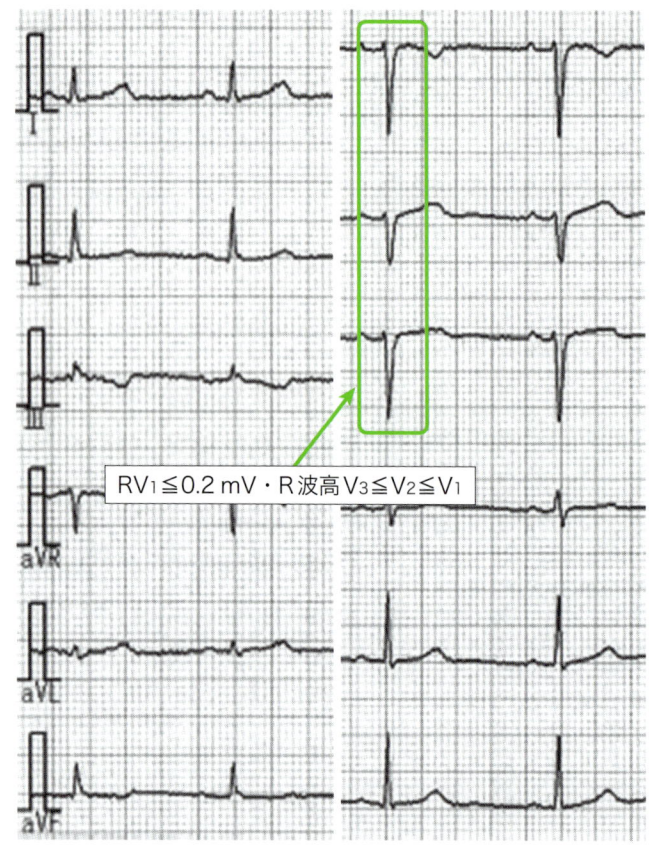

RV$_1 \leqq 0.2$ mV・R波高 V$_3 \leqq$ V$_2 \leqq$ V$_1$

　V$_1$の初期のR波が0.2 mV以下で，しかもV$_1$～V$_3$の波高はほぼ同じであり，R波高がV$_3 \leqq$ V$_2 \leqq$ V$_1$というR波増高不良の基準を満たしてます．R波増高不良の診断で，C1と判定します．

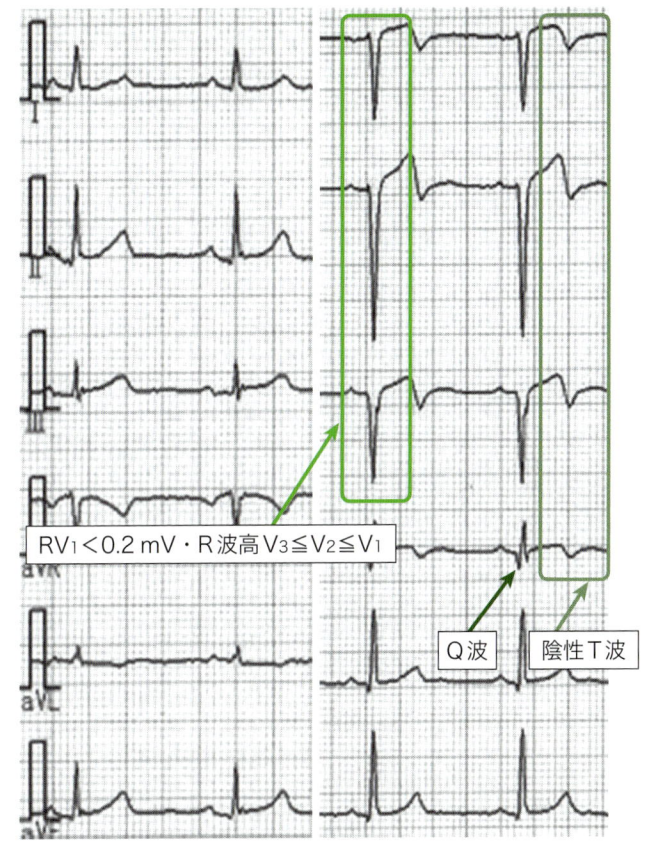

RV₁＜0.2 mV・R波高 V₃≦V₂≦V₁

Q波　　陰性T波

　前問同様に「R波増高不良」の基準を満たしています．ただ，V₁～V₄誘導にまで陰性T波を認め，V₄誘導ではQ波もあり，前壁中隔梗塞の所見と考えられます．
　前壁中隔梗塞の診断で，D2と判定します（心筋梗塞の診断については後述します）．

QRS波に注意して，所見と判定区分を答え

第39問

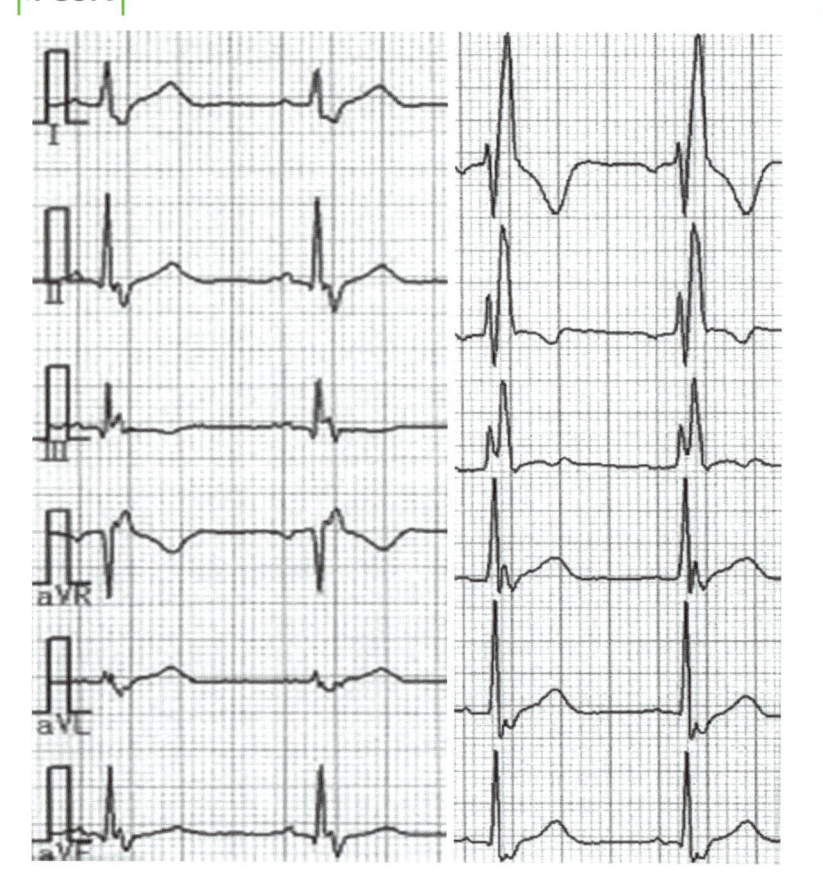

第40問

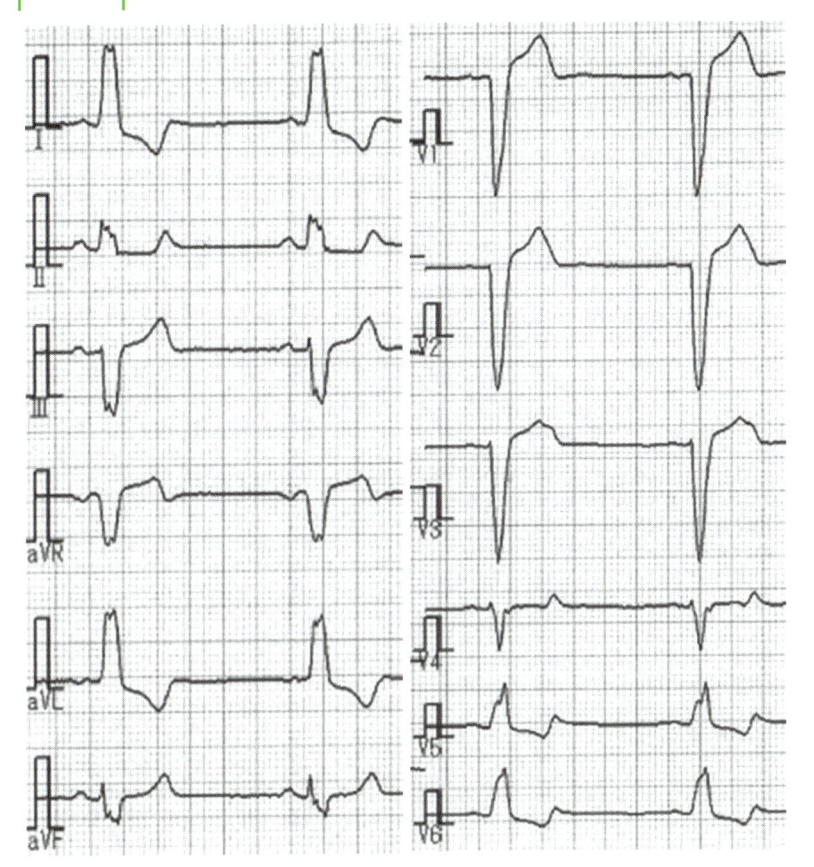

脚ブロック

　心臓の電気的興奮は図に示すように，洞結節からいくつかの経路を経て，右房・左房の順に伝わり，心室には房室結節を起点としてヒス束から右脚・左脚（左脚はさらに前枝と後枝に分枝）を通って全体に伝播します．

　このとき，左右の脚の分岐後に「右脚の興奮伝達が左脚に比べて遅れた場合」を「右脚ブロック」と呼び，逆に「左脚の興奮伝達が右脚に比べて遅れた場合」を「左脚ブロック」と呼びます．

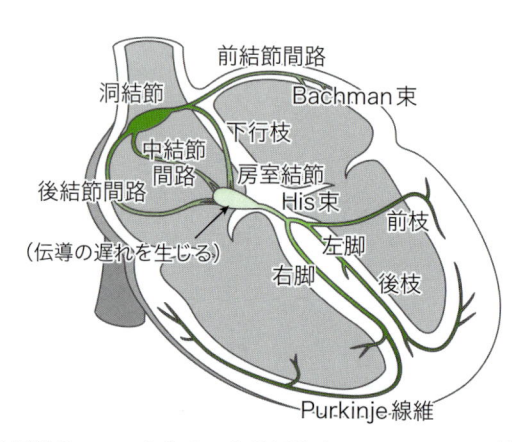

（市田聡．刺激伝導系．ハート先生の心電図教室ONLINE．https://www.cardiac.jp/view.php?target=conduction_system.xml より転載）

右脚ブロックの大きな特徴はV₁(V₂)誘導でのrSR'パタン(R波が2つ出現し，1つ目のR波高が低く，2つ目のほうが高い)で，多くの場合はT波の陰転化を伴います．逆に，左側のV₅(V₄・V₆)誘導では幅の広いS波を認める傾向にあります(左図)．

　一方，左脚ブロックの大きな特徴はV₅(V₄・V₆)誘導での結節性R波です．逆に，V₁・V₂誘導では幅の広いS波(時にはr波を認めずQ波)と陽性のT波を認めます(右図)．

　右脚ブロックであれ，左脚ブロックであれ，QRS幅が0.12秒以上あれば完全右(左)脚ブロック，0.12秒未満であれば不完全右(左)脚ブロックと呼びます．

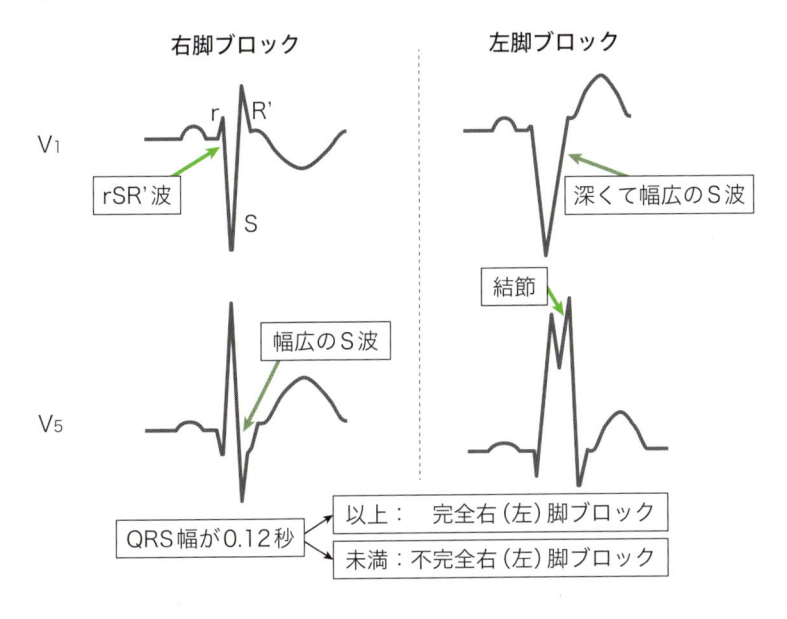

第39問 完全右脚ブロック

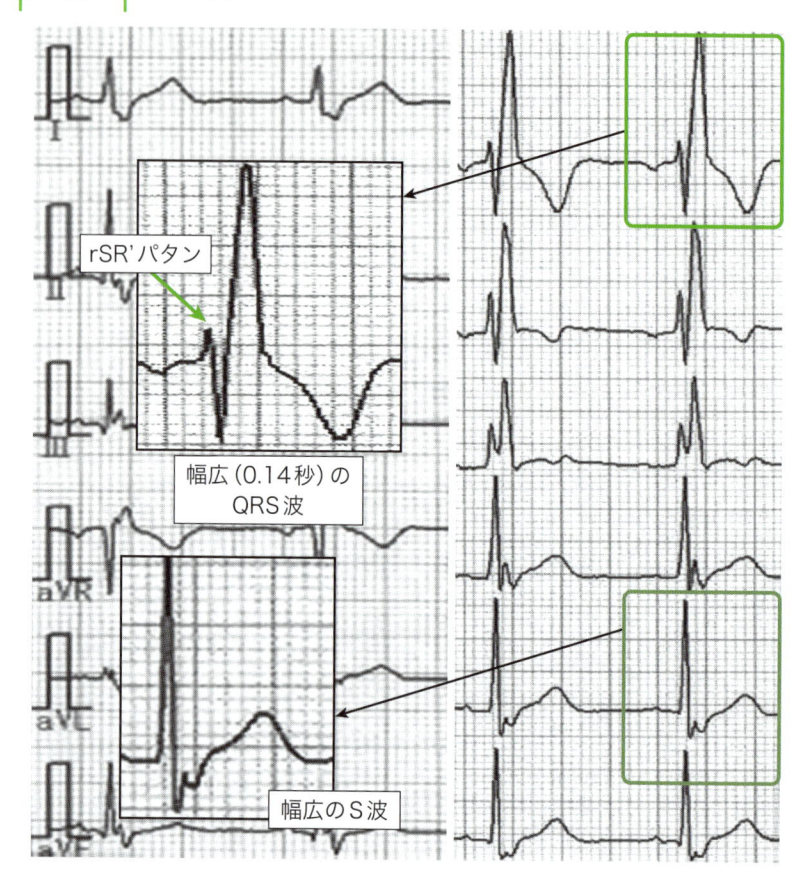

rSR'パタン

幅広 (0.14秒) の
QRS波

幅広のS波

V₁のQRSはrSR'パタンでV₅のS波も幅広です．右脚ブロックの基準を満たし，QRS幅は0.12秒を超えています．完全右脚ブロックの診断になります．

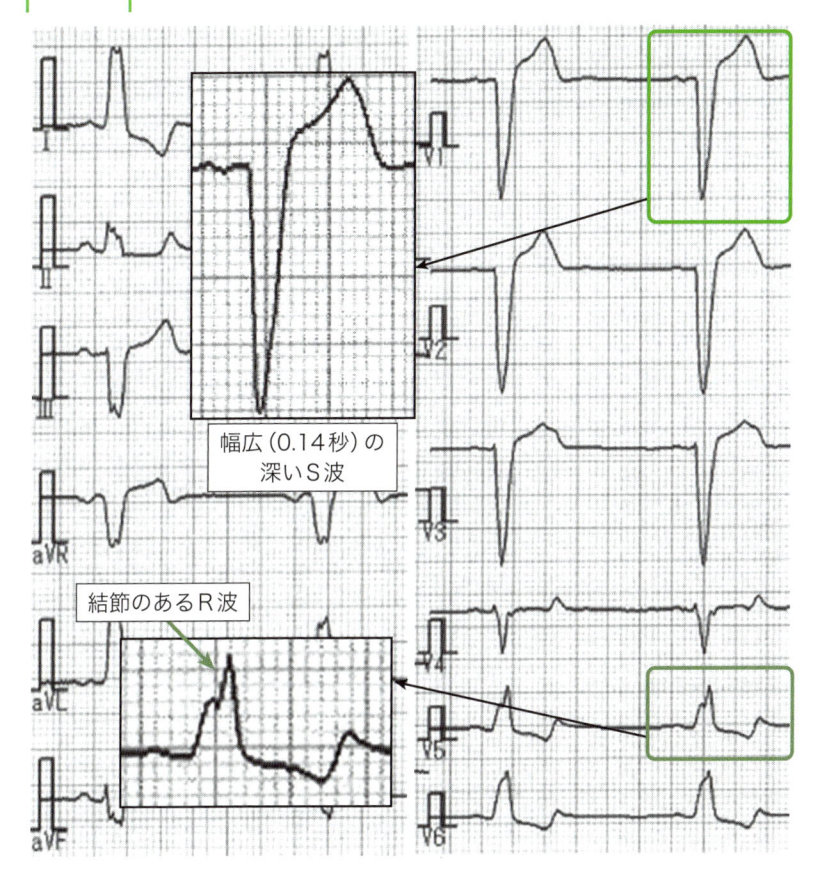

幅広 (0.14秒) の
深いS波

結節のあるR波

　V_1 のS波は幅広で深く，V_5 のR波にも結節を認める左脚ブロックパターンです．QRS幅も 0.12秒を超えており，完全左脚ブロックと診断します．

（不）完全右（左）脚ブロック

　右脚ブロックの基礎疾患としては心房中隔欠損症が有名ですが，基本的には予後良好と考えられています．しかし，完全右脚ブロック例では，心血管死，総死亡，ペースメーカ植込みが多かったことも報告されており[1]，新規に完全右脚ブロックを指摘された例や高血圧症，動脈硬化性心疾患が疑われる例では注意すべきとされています．不完全右脚ブロックに関しては，ほとんど病的意義はないものと考えられていますが，完全右脚ブロックへの移行例では，心血管イベントが多いことが報告されています[2]．

　したがって，完全右脚ブロックのみの所見であれば，C判定（C1）が基本になりますが，2023年版マニュアルでは，初回指摘時（過去にも指摘されたが，現在まで医療機関を受診していない場合を含む）で，かつ動脈硬化性疾患の危険因子を有する場合には，D（D2）判定としています．

　不完全右脚ブロックは，基本的には軽度な異常のためB判定に区分されます．

　左脚ブロックでは左脚前枝と後枝の伝導障害が生じているため，障害心筋の範囲は右脚ブロックよりも広範になります．したがって，基礎疾患を有することが多く，冠動脈疾患，高血圧性心疾患，特発性心筋症といった疾患の合併には注意が必要です．中年以降に発症した完全左脚ブロックは死亡リスクを上昇させるとされており[3]，完全左脚ブロックはD2判定に相当します．

　不完全左脚ブロックはまれな所見ですが，2023年版マニュアルではB判定とされています．しかし，不完全左脚ブロックの1/3は完全左脚ブロックに移行するとされており[4]，一定の心筋障害も推測されるため，個人的には完全左脚ブロックへの進展がないかを確認する意味でもC1判定

が，初回指摘時の場合にはC2判定が妥当かと思っています．

　したがって，各問題の判定区分は，
　　　第39問は，完全右脚ブロックの診断で，特殊な状況がないかぎり，
　判定区分はC1とします．
　　　第40問は，完全左脚ブロックの診断で，判定区分はD2とします．

	判定区分	備考
不完全右脚ブロック	B	
完全右脚ブロック	C1	
	D2	初回指摘時や未受診で，かつ動脈硬化性疾患の危険因子がある場合
不完全左脚ブロック	C1	
	C2	初回指摘時や未受診の場合
完全左脚ブロック	D2	

文献

1) Bussink BE: *Eur Heart J* 2013; **34**: 138-46.
2) Alventosa-Zaidin M: *Eur J Gen Pract* 2019; **25**: 109-15.
3) Francia P: *Clin Cardiol* 2007; **30**: 110-5.
4) Senesael E: *Ann Noninvasive Electrocardiol* 2020; **25**: e12732.

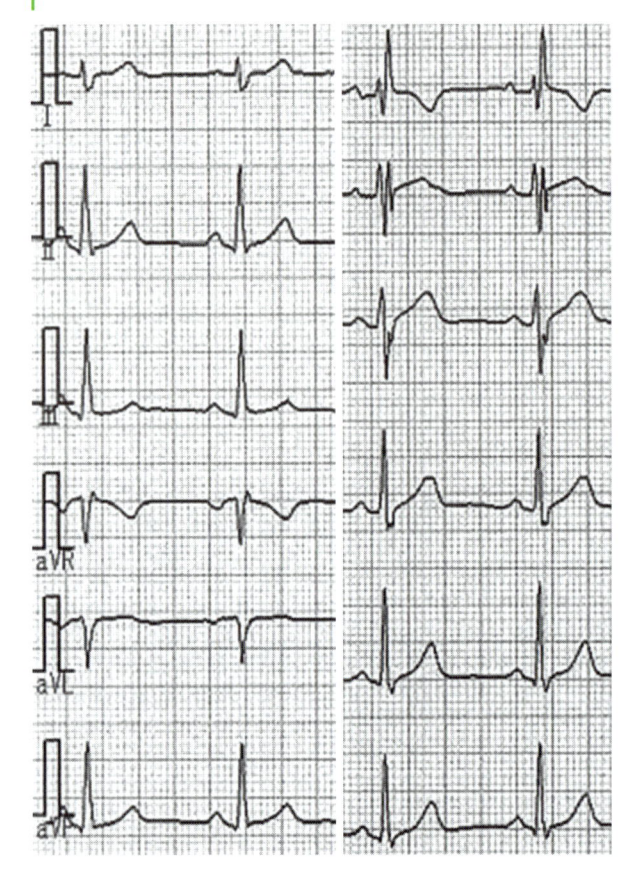

さい.

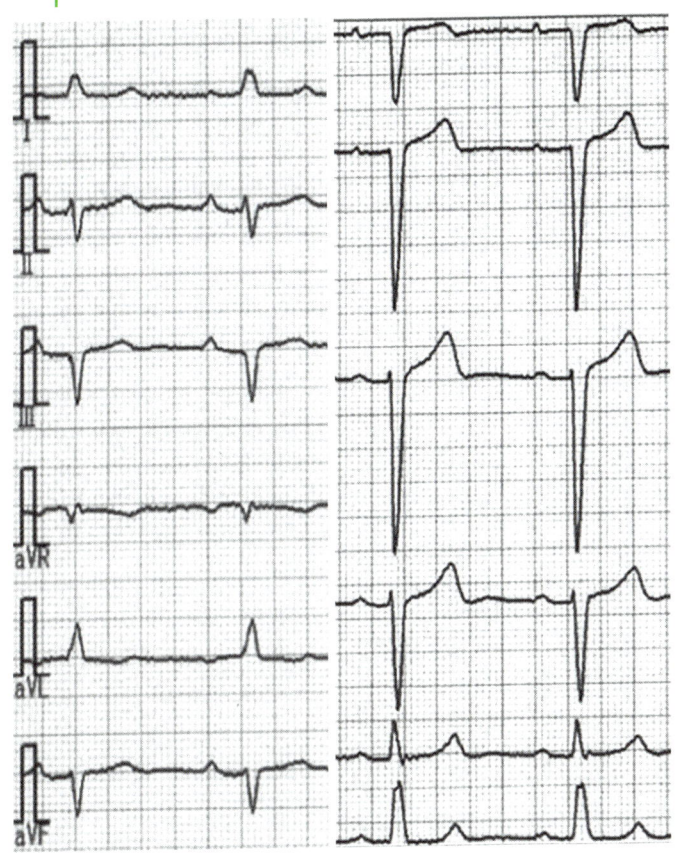

第41問 不完全右脚ブロック（B）

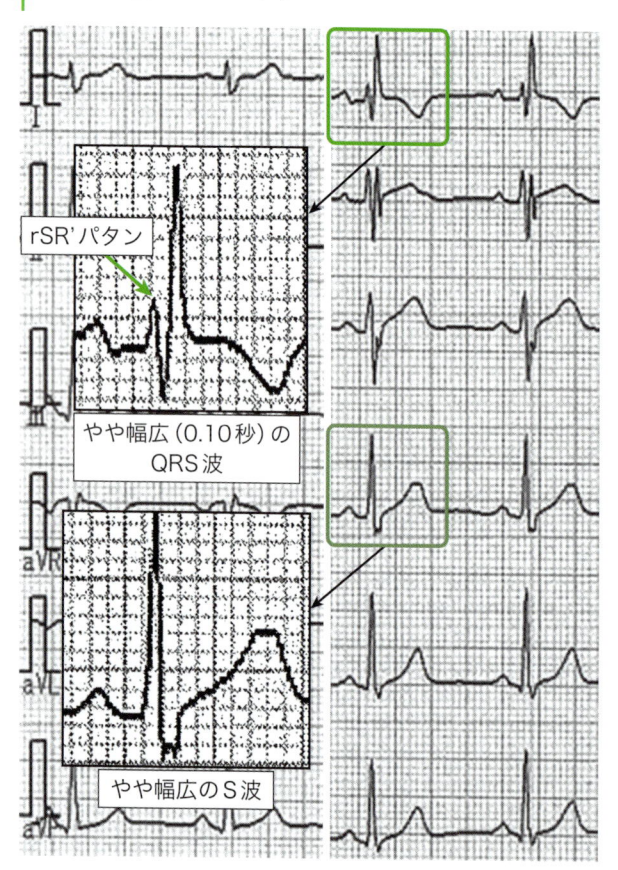

rSR'パタン

やや幅広（0.10秒）の
QRS波

やや幅広のS波

V₁のQRSはrSR'パタンを呈し，右脚ブロックの基準を満たします．ただし，QRS幅は0.12秒を超えず，不完全右脚ブロックと診断します．

したがって，判定区分はBとします．

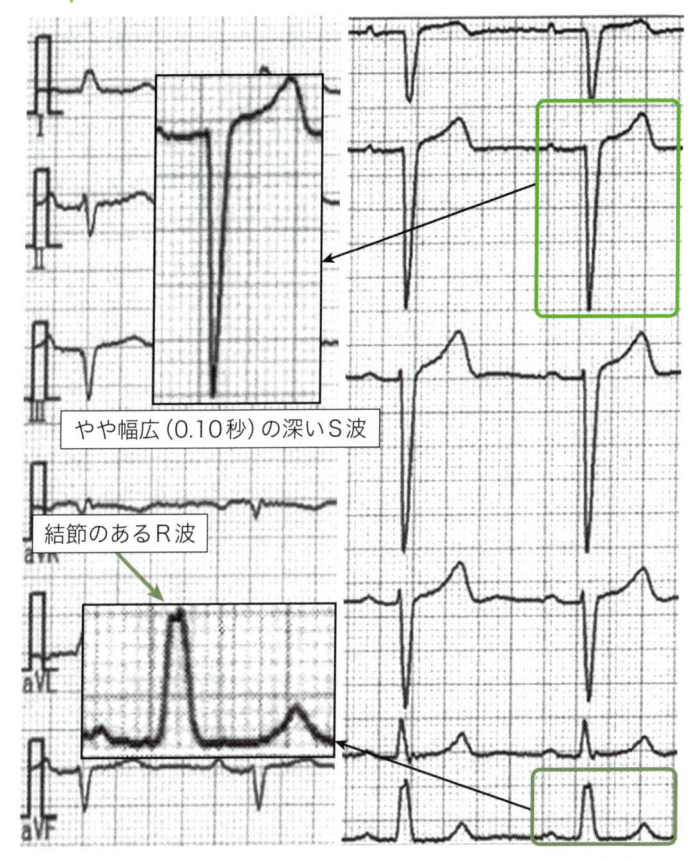

やや幅広（0.10秒）の深いＳ波

結節のあるＲ波

　V1のＳ波はやや幅広で深く，V5のＲ波にも結節を認める左脚ブロックパタンです．ただし，QRS幅は0.12秒を超えず，不完全左脚ブロックと診断します．

　判定区分は，2023年版マニュアルとは評価を異にしますが，先に述べた理由でC1（C2）としたいところです．

QRS幅に注意して，所見と判定区分を答え

第43問

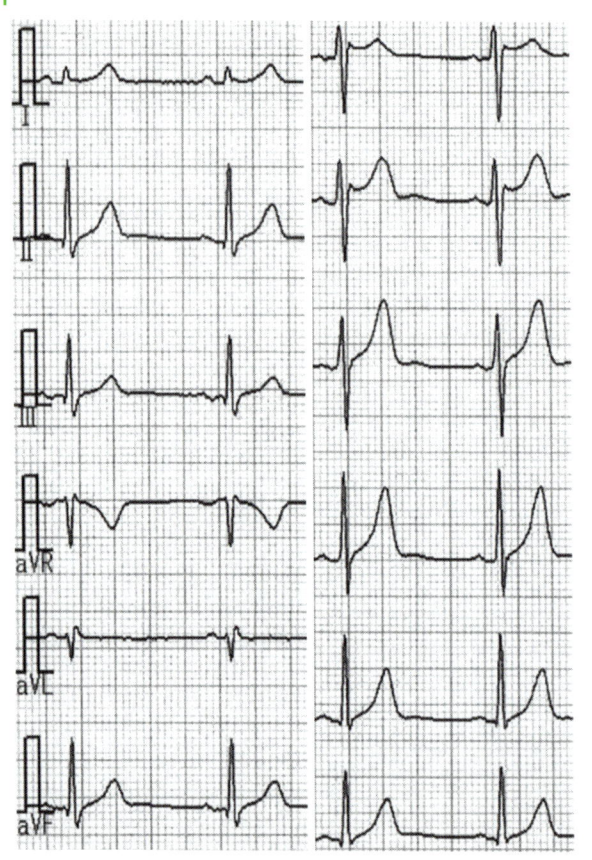

第44問

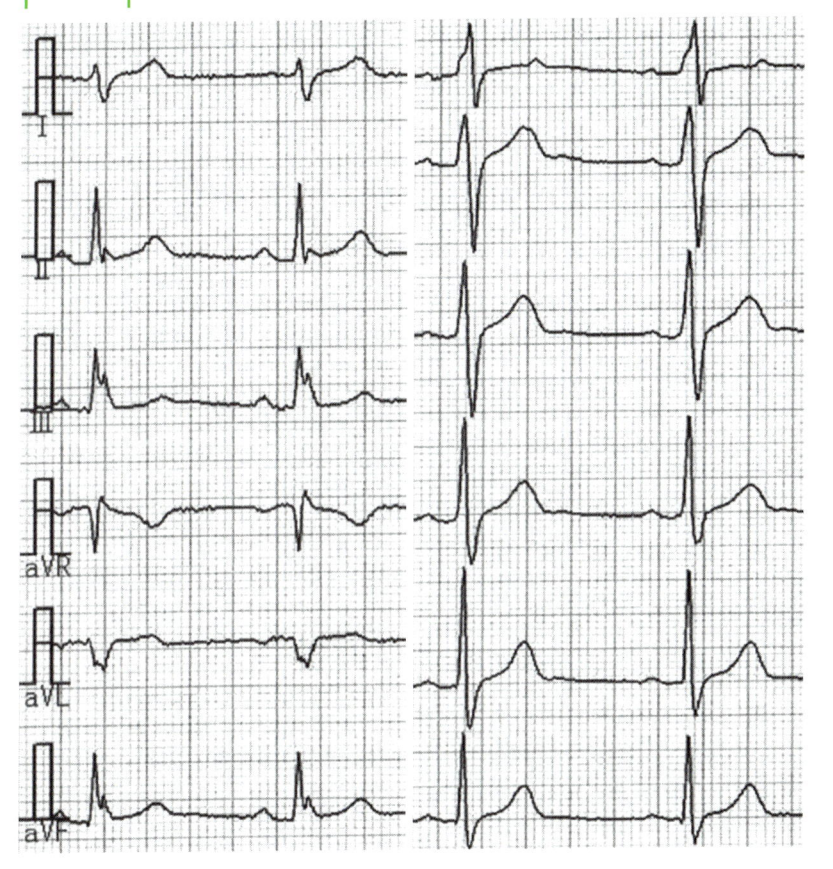

RSr'パタンと心室内伝導障害

　すでに述べた右脚ブロックパタンではV₁・V₂誘導の「1つ目のR波高が低く，2つ目のR波高が高い（本書ではrSR'と記載）」所見ですが，RSr'パタン（2023年版マニュアルではRSR'と記載）では，「1つ目のR波高が高く，2つ目のR波高が低い（本書ではRSr'と記載）」所見になります．右脚の伝導がごくわずかに遅延した状態で，健常人にもしばしば見られるパタンです．

　また，2023年版マニュアルでは，QRS幅が0.12秒未満のものをRSr'としています．RSr'パタンは不完全右脚ブロック以上に病的意義に乏しく，B判定として問題ありません（なお，基本的に日常臨床でRSr'パタンを意識することはあまりありません．また，QRS幅が0.12秒以上の病態の扱いについて，2023年版マニュアルでは言及がありません）．

　心室内伝導障害とは，広義には心室内刺激伝導系での伝導障害（左脚の前・後枝ブロックから右・左脚ブロックやRSr'パタンまで含む）を指しますが，ここでは狭義の，非特異的心室内伝導障害について解説します．この心電図変化は，「右脚ブロックパタンにも左脚ブロックパタンにも該当しない幅広のQRS波形」のことを指します．QRS幅については言及されてないことが多いのですが，おおむね0.10秒以上と考えています．

　この病態が心室内の刺激伝導系だけでなく，心筋全体の障害をも疑わせるためか，2023年版マニュアルではD（D2）判定としています．ただ，スポーツ心のような健康的な肥大心筋であっても幅広のQRS波形を呈することがあるので，「心室内伝導障害」にはB判定に近いものからD2判定を要するものまで，広範な病態が含まれていると考えています．QRS幅の比較的狭いものはスポーツ心などの軽度な異常が多く，比較的広いものは広範な心筋障害などの重度な異常が多い印象を持っており，実際，QRS

幅が0.12秒以上では，0.1秒未満のものよりも心不全の発症が多いことが報告されています[1].

　したがって，個人的にはQRS幅を主に，判定区分を変えることが実際的かと考えます．すなわち，QRS幅が0.12秒未満で心臓に基礎疾患や動脈硬化性疾患の危険因子がなければB判定，あればC1（初回指摘時などではC2）判定，0.12秒以上で心臓に基礎疾患や動脈硬化性疾患の危険因子がなければC1（初回指摘時などではC2）判定，あればD2判定といった評価を考えています．

			判定区分	備考
RSr′パタン			B	
心室内伝導障害	QRS幅が0.12秒未満	基礎疾患や動脈硬化性疾患の危険因子　なし	B	
		〃　　　あり	C1	
			C2	初回指摘時
	QRS幅が0.12秒以上	〃　　　なし	C1	
			C2	初回指摘時
		〃　　　あり	D2	

文献
1）Dhingra R: *Hypertension* 2006; **47**: 861-7.

第43問 RSr'パタン（B）

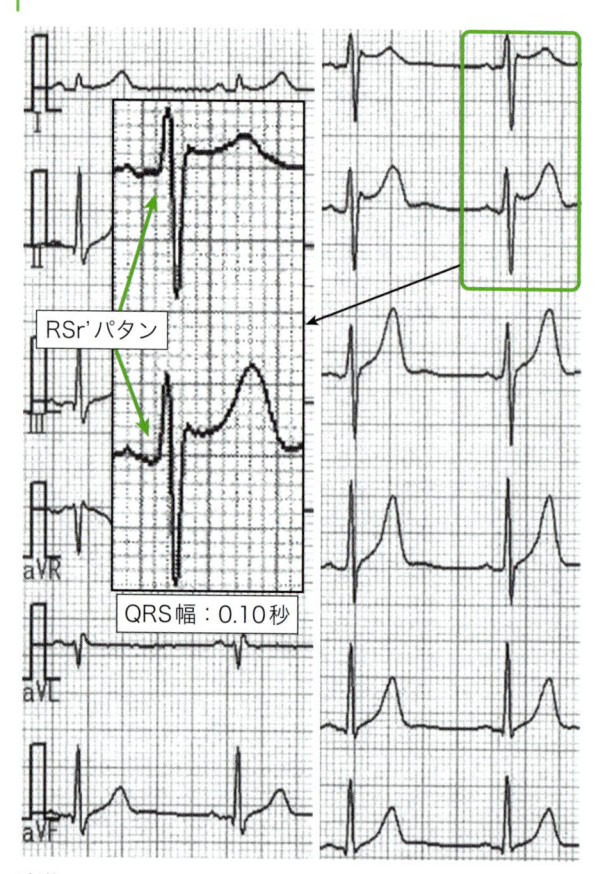

RSr'パタン

QRS幅：0.10秒

V₁・V₂誘導でRSr'パタンを呈し，QRS幅も0.12秒未満にとどまります．RSr'パタンと診断し，B判定としてよさそうです．

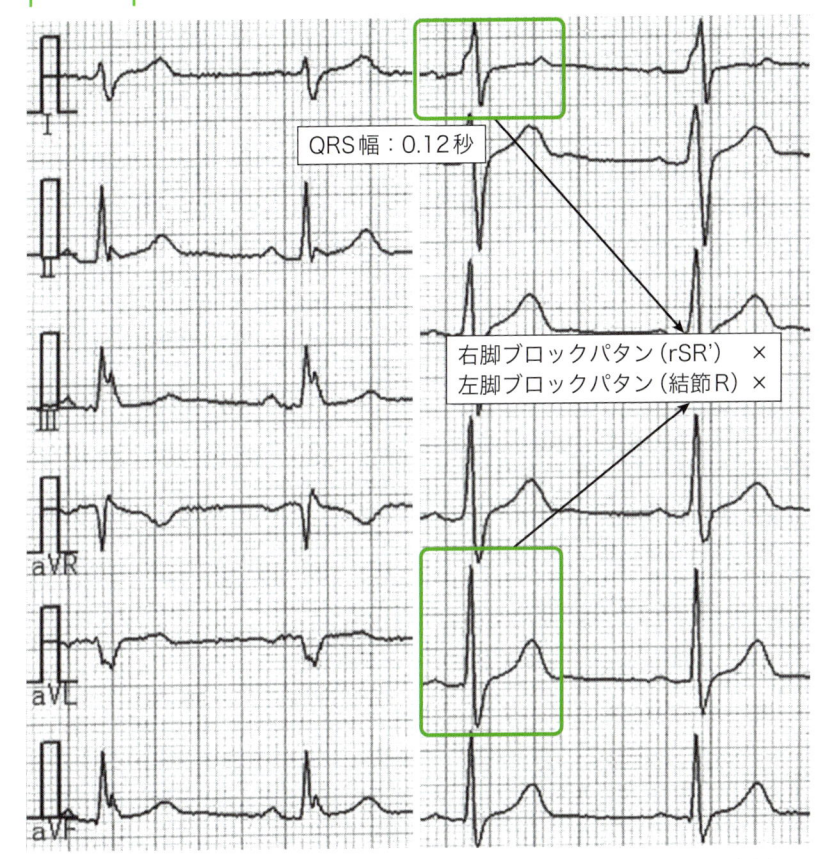

QRS幅：0.12秒

右脚ブロックパタン（rSR'）　×
左脚ブロックパタン（結節R）×

　右脚ブロックパタンにも左脚ブロックパタンにも該当しない幅広の QRS波形（QRS幅は0.12秒）を認めます．

　心室内伝導障害と診断し，基礎疾患や合併症の有無によりますが，C1〜 D2の判定を考えます．

QRS幅に注意して，所見と判定区分を答え

第45問

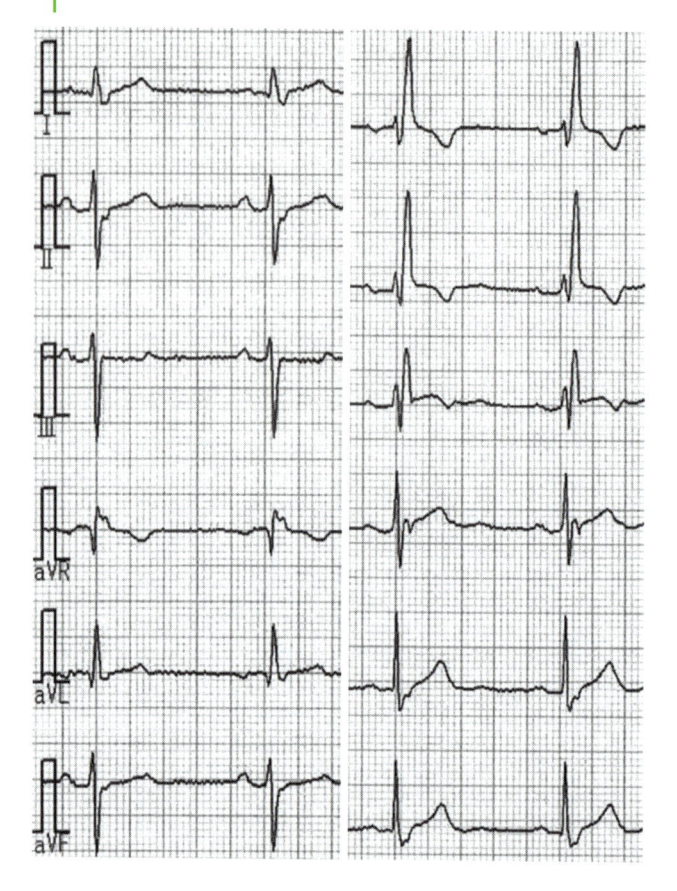

てください．電気軸にも注意です．

第46問

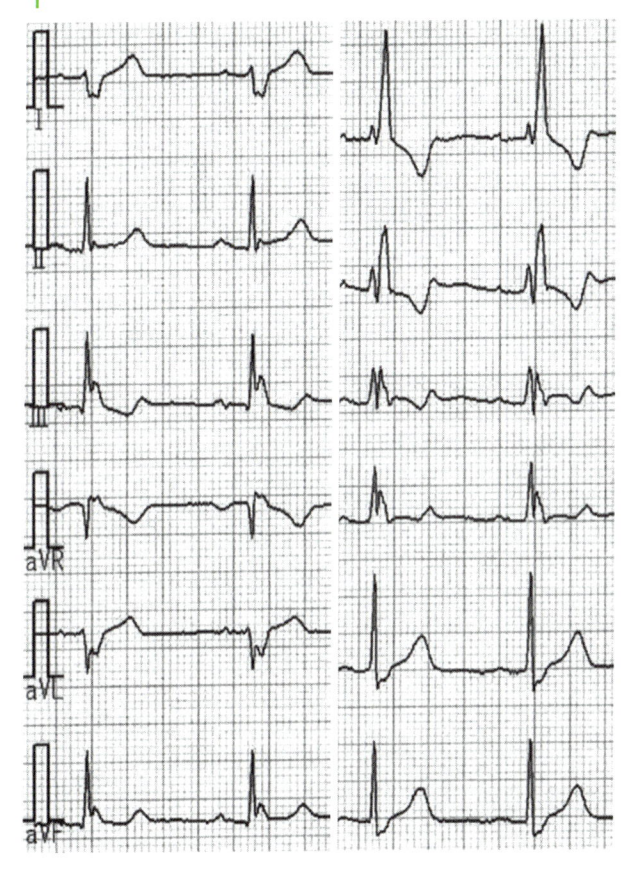

2枝ブロック

すでに第39～40問で示したように，ヒス束以降の刺激電動系の主たる伝導路は右脚および左脚の2枝（前枝・後枝）の合計3枝になります．また，左脚の2枝のうち，左脚前枝にブロックを生じると左軸偏位を呈し，左脚後枝にブロックを生じると右軸偏位になること，および，それらの判定区分はそれぞれC1判定であることも第8～9問の電気軸の解説の際に述べたとおりです．

2枝ブロックとは，完全右脚ブロックの状況に加えて，左脚の2枝のいずれか1枝の合計2枝に伝導障害を認める病態（左脚前枝と左脚後枝の2枝のブロックは左脚ブロックに他なりません）です．すなわち，完全右脚ブロックの心電図に左軸偏位を伴えば，右脚と左脚前枝の2枝ブロックを，完全右脚ブロックに右軸偏位を伴えば，右脚と左脚後枝の2枝ブロックを意味します．

なお，単独の左脚前肢ブロックの診断基準についてはすでに述べました（p. 22）が，左脚後枝ブロックに関しては明確な診断基準はないように思います．左脚後枝は前肢に比べて太く，しかも左右両冠動脈より二重の血流支配を受けており，左脚後枝ブロックのみを単独で認めることはまれです．通常は他の分枝ブロックと合併するため，完全右脚ブロックに右軸偏位を合併した場合には，右脚と左脚後枝の2枝ブロックと考えて差し支えありません．

いずれの場合も，残る1枝にも伝導障害を生じると高度の房室ブロックへ進行することが懸念されます．

したがって，完全右脚ブロックのみの所見であれば，C（C1）判定が基本でした．しかし，2枝ブロックは基本的にはC（C2）判定で，初回指摘時（過去にも指摘されたが，現在まで医療機関を受診していない場合を含む）や，失神・動悸などの徐脈性不整脈を疑う自覚症状を伴う場合はD（D2）判定と，完全右脚ブロック単独よりも1段階厳しく評価します．

蛇の肢誘導心電図？

2023年版マニュアルでは，正常範囲の安静時心拍数は50～85拍/分とされていますが，ヨーロッパヒメトガリネズミでは1,200拍/分にもなると言います．また，鳥類は「飛翔」するために，単位時間当たり多くの血液を送り出します．ほとんど飛ばないニワトリでも安静時の心拍数は約245拍/分で，ホバリングをするハチドリの最大心拍数は1,260拍/分にもなるそうです．

このような高心拍数を維持するために，鳥類はみな副伝導路を持つWPW症候群だと聞いたことがありました．そこで鳥の心電図について調べてみると，107羽のニワトリの9羽に早期興奮症候群が認められた[1]だけで，レースバトではスポーツ心の影響からか全例でなんらかの不整脈を認め，洞ブロックあるいは洞停止，第2度房室ブロックなどの徐脈性不整脈を高頻度に認めていました．ただ，この論文では，「標準肢誘導」という用語が頻繁に出てきました．実際，Ⅰ・Ⅱ・Ⅲ誘導の3誘導の記録の実物も掲載されていますが，上肢の誘導はどこに装着したのか，いささか気になっています．

このコラムを書いていて，国循に勤務時代に不整脈の大家のO先生の「比較心電図の集まりで，蛇の肢誘導という言葉が出てきて驚いちゃったよ」とのお話を思い出したので，少し調べてみました．すると「蛇の心電図に関する研究：誘導方法とその標準値についての検討」[2]という論文に行き当たりました．この論文によるとシマヘビの腹鱗の26～32枚目に膨隆と拍動を触知する部位（おそらく心臓）があるので，腹鱗の25枚目と34枚目の左右の側腹部に電極（静脈注射針を10 mmの長さで切断して導線を接続して作成）を5 mm刺入し，標準肢誘導（Ⅰ・Ⅱ・Ⅲ誘導）と増高単極肢誘導（aV$_R$・aV$_L$・aV$_F$誘導）の6誘導を記録したとの記載でした．「肢誘導」という表現にもニンマリしたのですが，ヒトと類似したその心電図波形にも大いに感動しました．

文献
1) 町田登：心電図 2001；**21**：41-4.
2) 章開訓：岐阜大農研報 1988；**53**：345-51.

第45問 2枚ブロック（C2）

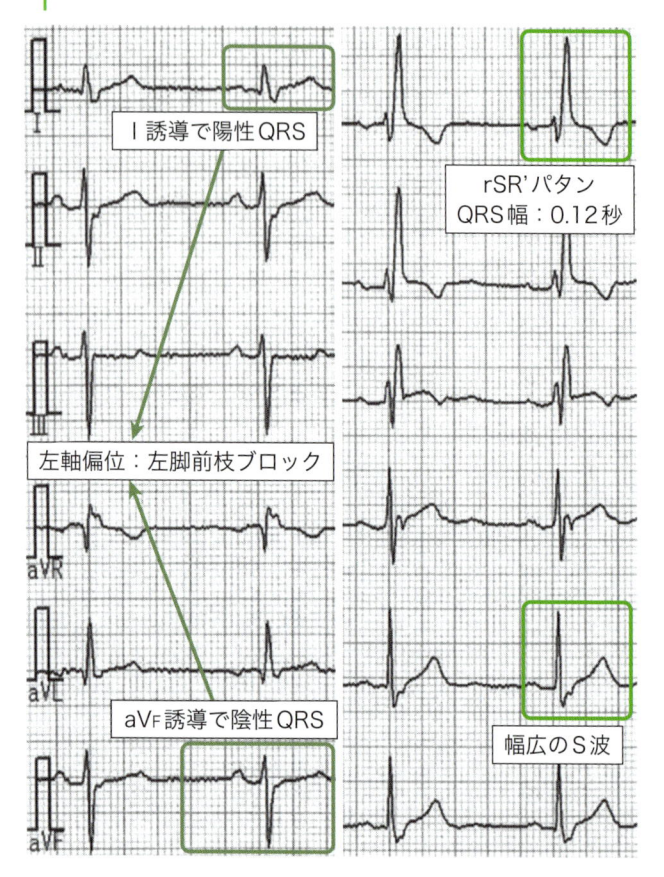

I誘導で陽性QRS

rSR'パタン
QRS幅：0.12秒

左軸偏位：左脚前枝ブロック

aVF誘導で陰性QRS

幅広のS波

　　右脚ブロックパタンに左軸偏位を伴い，左脚前枝ブロックを合併した2枝ブロックが疑われます．徐脈性不整脈を疑う自覚症状がなければ，C2判定としてよいでしょう．

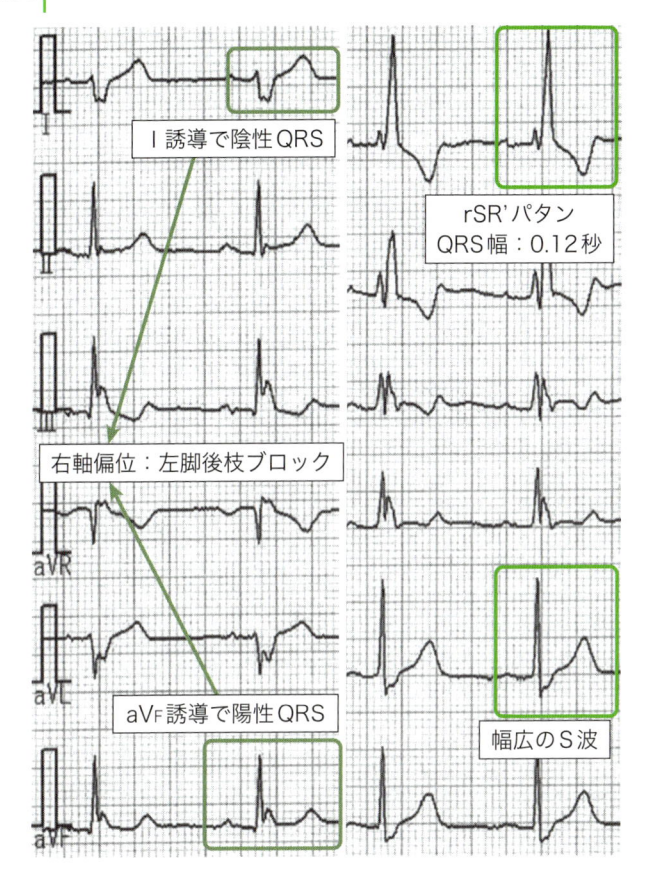

Ⅰ誘導で陰性QRS

rSR'パタン
QRS幅：0.12秒

右軸偏位：左脚後枝ブロック

aVF誘導で陽性QRS

幅広のS波

　右脚ブロックパタンに右軸偏位を伴い，左脚後枝ブロックを合併した2枝ブロックが疑われます．徐脈性不整脈を疑う自覚症状がなければ，C2判定としてよいでしょう．

QRS幅に注意して，所見と区分判定を答え

第47問

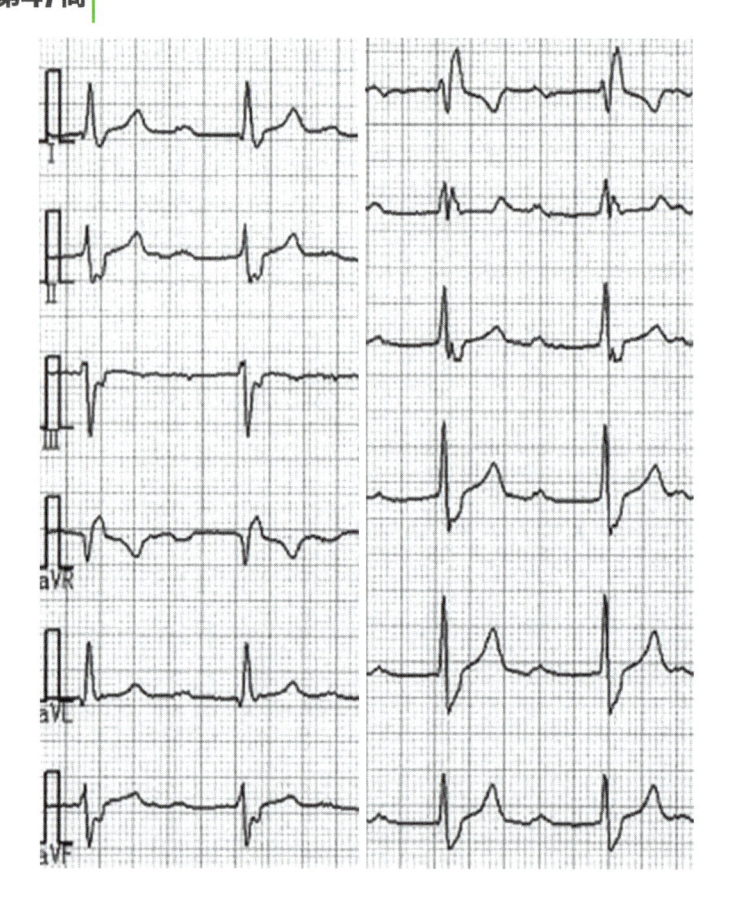

てください．PR間隔にも注意です．

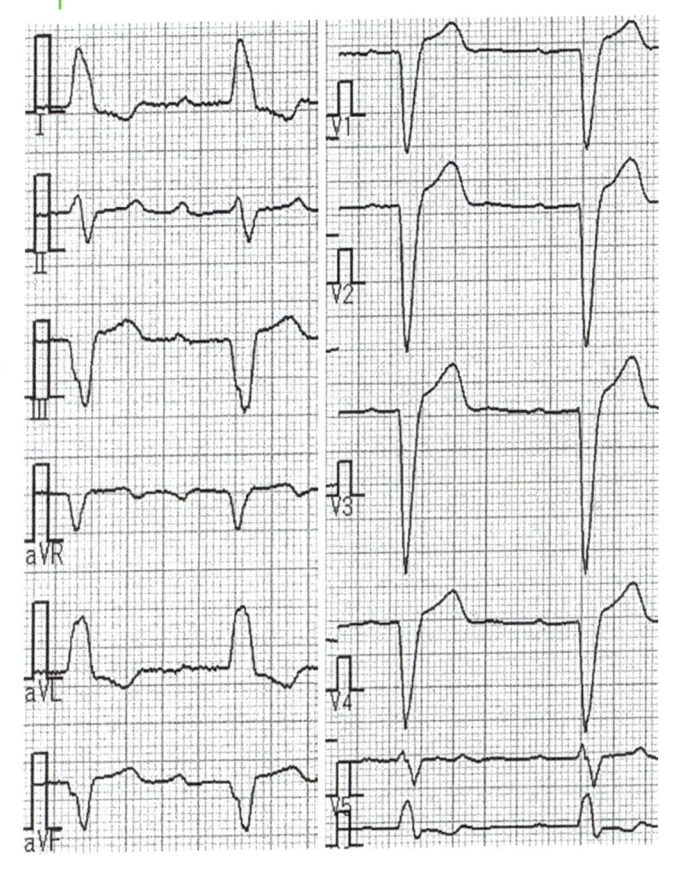

3枝ブロック

　前の設問では，完全右脚ブロックに加えて，左脚の2枝のいずれか1枝の合計2枝に伝導障害を認める病態を2枝ブロックとして解説しました．

　この病態にさらに1度または2度房室ブロックが加わった状態を，3枝ブロックと呼びます．また，完全左脚ブロック（左脚前枝と後枝の2枝のブロック）に1度または2度房室ブロックが加わった状態も同様です．
　すなわち，
　　完全右脚ブロック　＋　左脚前枝ブロック　＋　（1度または2度）房室ブロック
　　完全右脚ブロック　＋　左脚後枝ブロック　＋　（1度または2度）房室ブロック
　　完全左脚ブロック　＋　（1度または2度）房室ブロック
　が，3枝ブロックに相当します．

　3枝ブロックは高度房室ブロックへの進展のリスクが高く，特にこれらの心電図所見が新たに出現した場合には注意を要します．
　基本的にはD（D2）判定で，失神・動悸などの徐脈性不整脈を疑う自覚症状に関する問診には注意を払います．

	判定区分	備考
2枝ブロック	C2	
	D2	未受診，または不整脈による自覚症状を伴う場合
3枝ブロック	D2	

第47問 3枝ブロック（D2）

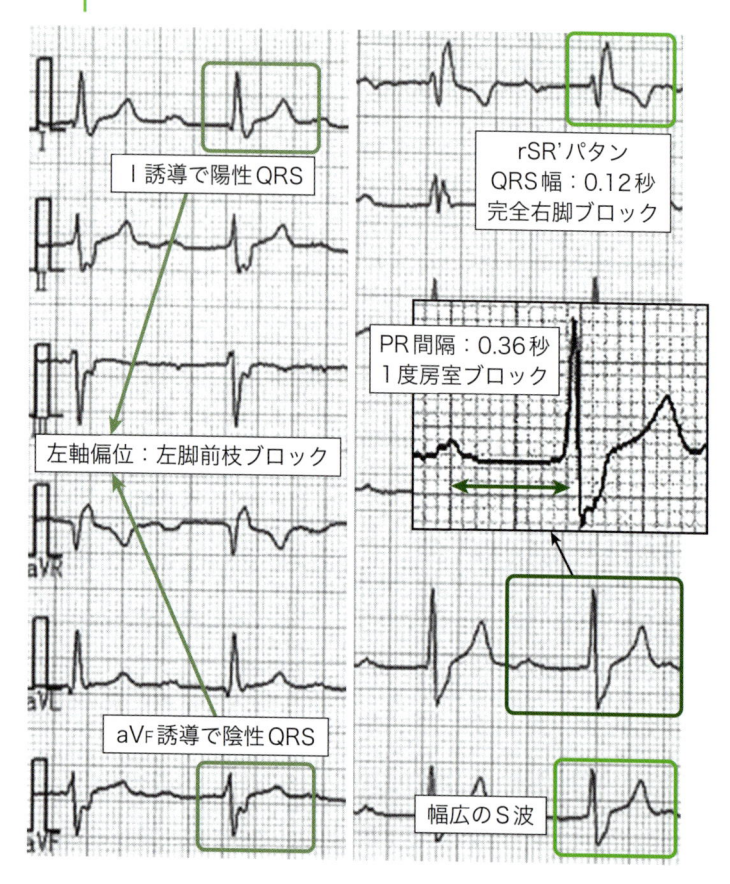

I誘導で陽性QRS

rSR'パタン
QRS幅：0.12秒
完全右脚ブロック

PR間隔：0.36秒
1度房室ブロック

左軸偏位：左脚前枝ブロック

aVF誘導で陰性QRS

幅広のS波

　完全右脚ブロックに，左脚前枝ブロック（左軸偏位）と1度房室ブロック
が合併した3枝ブロックで，D2判定とします．

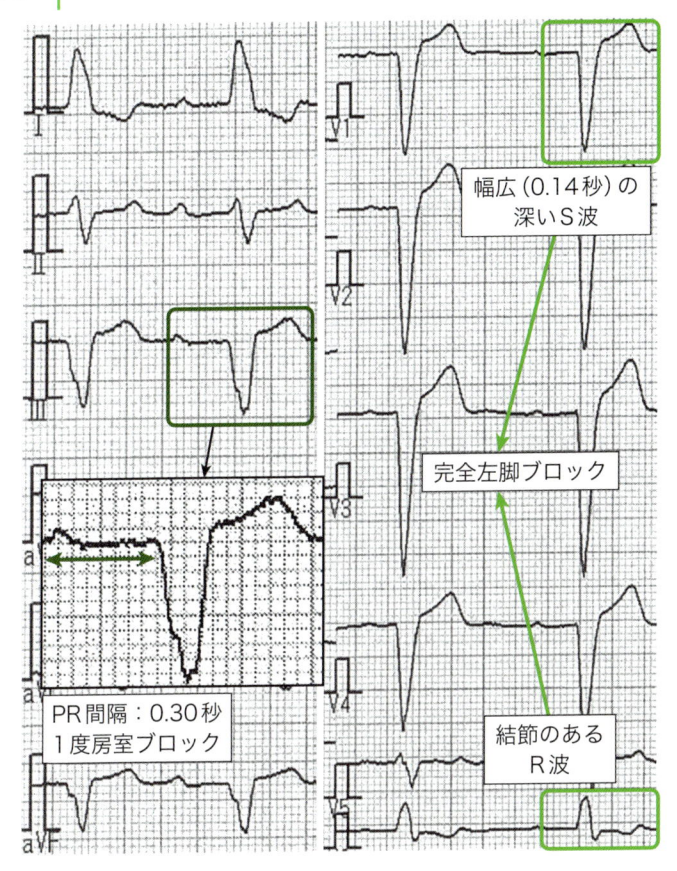

幅広（0.14秒）の
深いS波

完全左脚ブロック

結節のある
R波

PR間隔：0.30秒
1度房室ブロック

完全左脚ブロックに1度房室ブロックが合併した3枝ブロックで，D2判
定とします．

QRSの細かい部分の変化にも注意して,

第49問

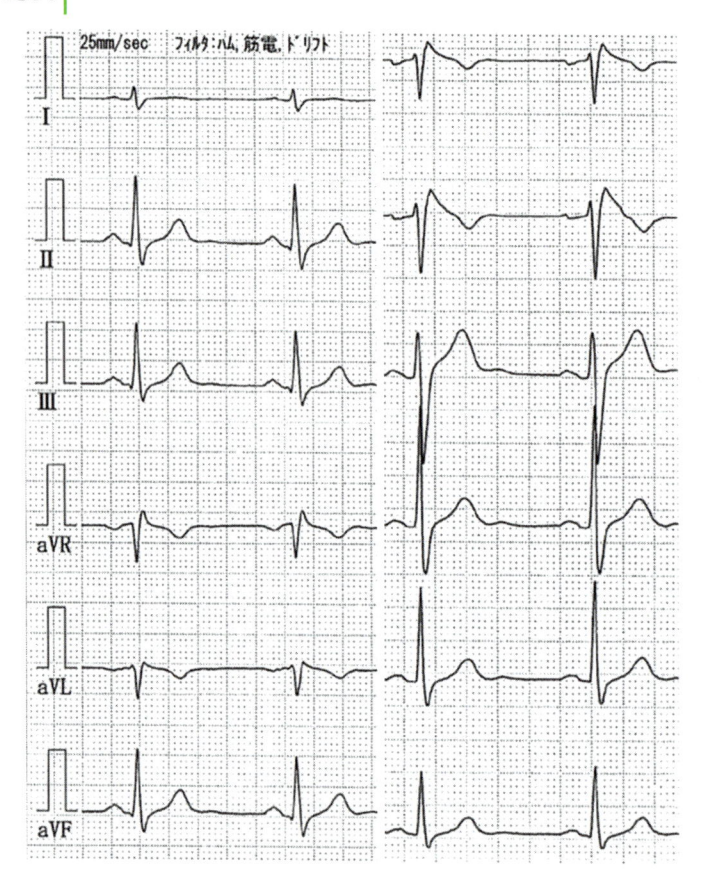

25mm/sec フィルタ:ハム, 筋電, ドリフト

I
II
III
aVR
aVL
aVF

所見と判定区分を答えてください.

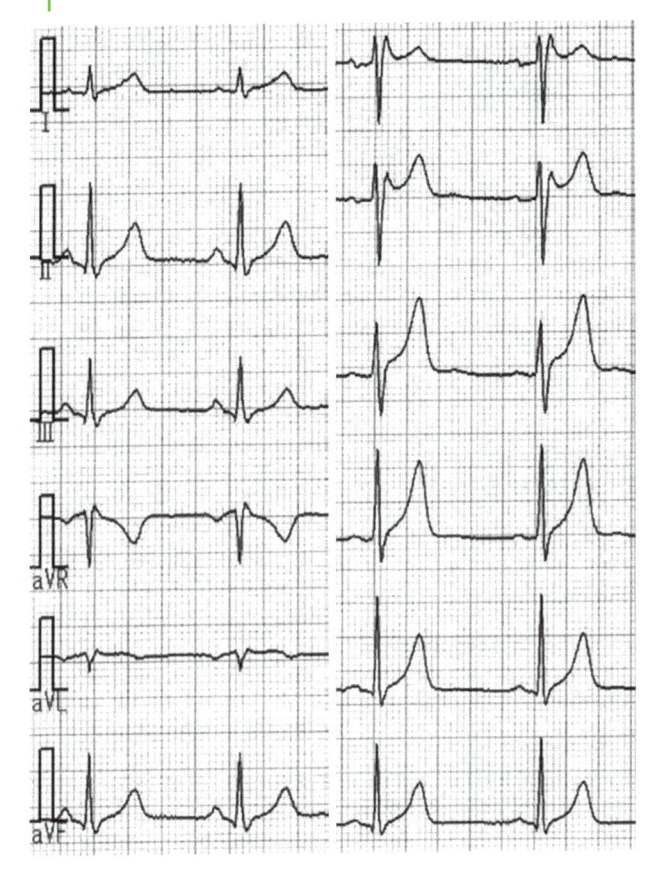

143

ブルガダ型ST-T異常

　ベルギーの医師ブルガダ（Brugada）はV1・V2の右側胸部誘導に右脚ブロック様の波形と特徴的なST上昇を伴う（ブルガダ型ST-T異常）症例に、心室細動による突然死が見られることを報告しました（ブルガダ症候群）。また、この心電図パタンには図に示したように2種類あり、それぞれcoved型（左図）とsaddle-back型（右図）のST上昇と呼ばれています。いずれもrSR'の右脚ブロックパタンは共通です。

　coved（cove：渓谷）型では、右脚ブロックパタンの後に上昇したST部分が、急峻に右斜めに下降して陰性T波に移行します（この形が「渓谷」に似る）。一方、saddle-back（馬の鞍）型では、上昇したST部分の中央が上に凹のくぼみを呈します（この形が「馬の鞍」に似る）。

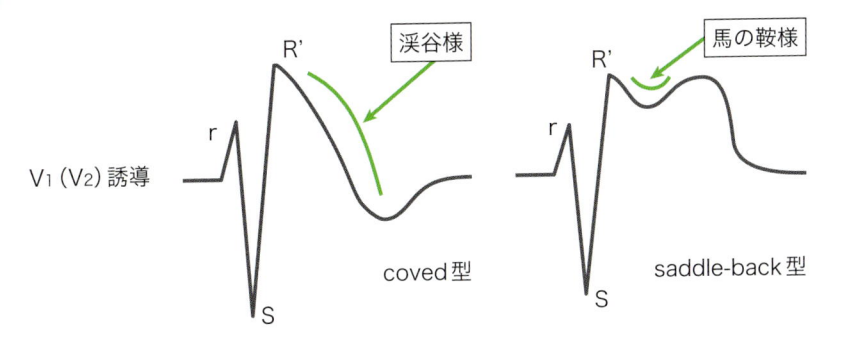

V₁ (V₂) 誘導

渓谷様

R'

r

S

coved 型

馬の鞍様

R'

r

S

saddle-back 型

第49問 ブルガダ型ST–T異常　coved型

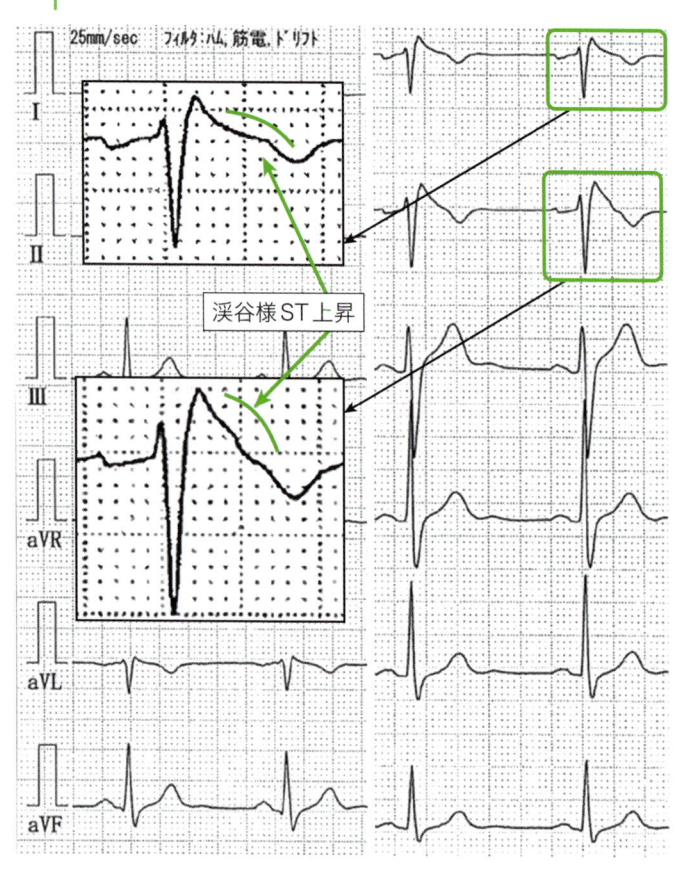

渓谷様ST上昇

V₁・V₂の右側胸部誘導に右脚ブロック様の波形とcoved型のST上昇を認めます.

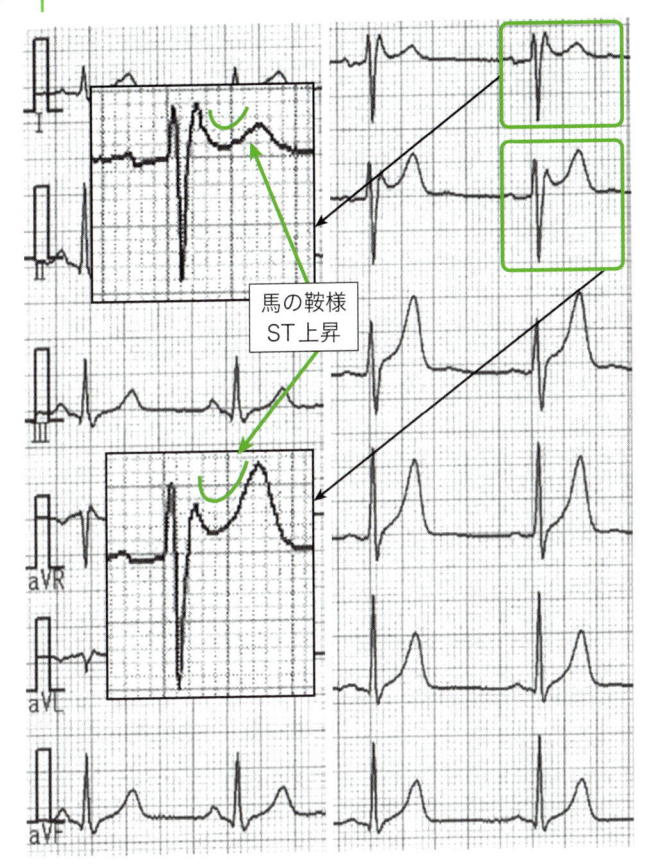

馬の鞍様
ST上昇

V_1・V_2の右側胸部誘導に右脚ブロック様の波形とsaddle–back型のST上昇を認めます.

ブルガダ型ST-T異常

　ブルガダ型ST-T異常では，一般的にcoved型のほうがsaddle-back型よりも心室細動発作を起こす危険が高いとされています．しかし，この2パターンの波形は自然経過中にしばしば変動し，相互に移行する場合もあります．また，通常の記録よりも高位の肋間で記録することで，その心電図パターンをより際立たせることがあります．

　coved型は基本的にはD（D2）判定で，saddle-back型は不整脈の自覚症状，失神の既往，突然死の家族歴などがあればD（D2）判定，そうでなければC（C2）判定とします．

　したがって，

　　　第49問　判定区分はD2：coved型

　　　第50問　判定区分は，不整脈の自覚症状，失神の既往，突然死の家族歴があればD2，なければC2：saddle-back型

		区分判定	備考
ブルガダ型 ST-T異常	coved型	D2	
	saddle-back型	C2	
		D2	自覚症状，家族歴がある場合

QRS波に注意して，所見と判定区分を

第51問

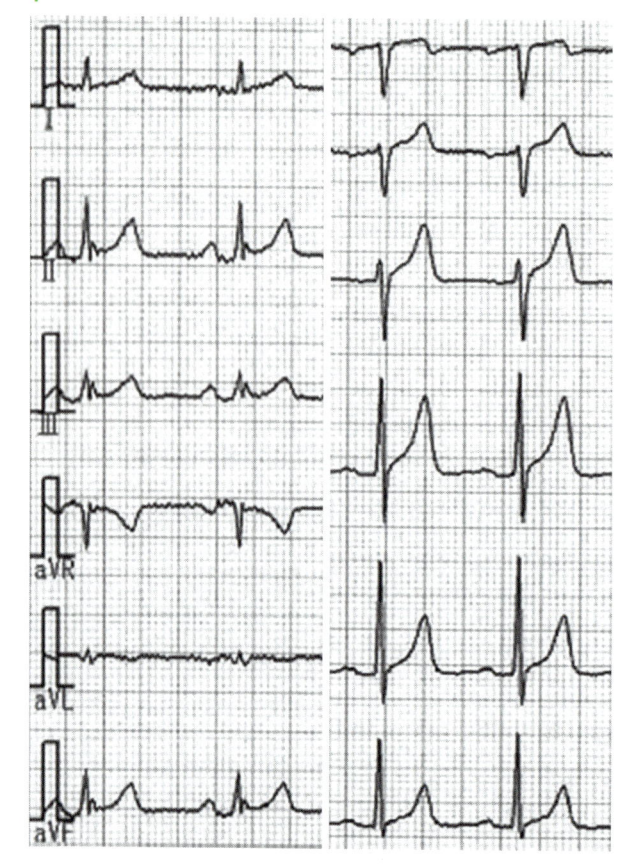

答えてください.

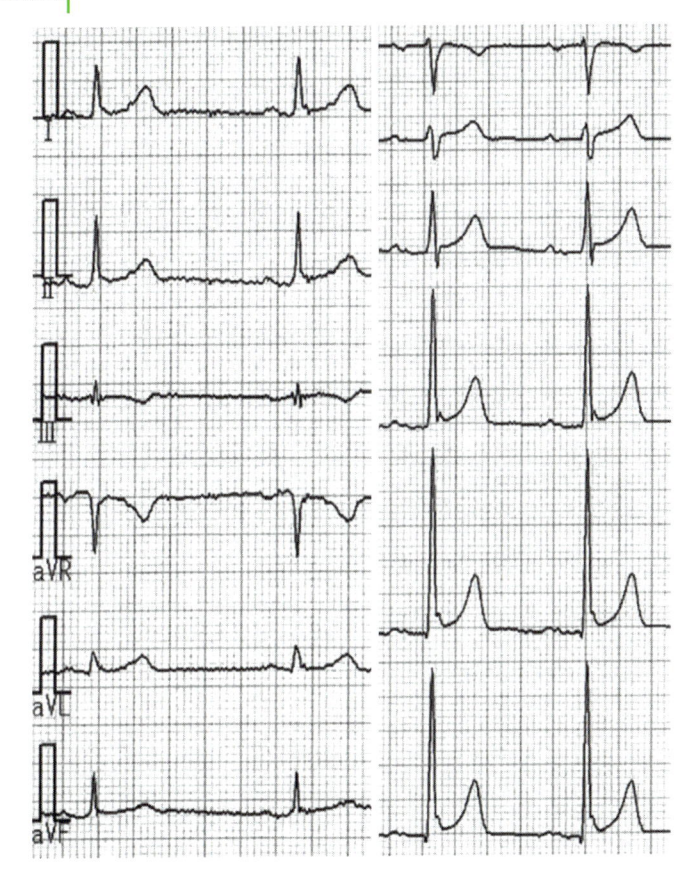

早期再分極（J波）

　J波に関しては，当初は低体温時などの特殊な所見とされていましたが，J波を認める例で心室細動を起こすことが報告されたこと，しかも，健常例の3～5％にJ波が認められることから注目されるようになりました．

　早期再分極に伴うJ波は，上向きに凹のSTの上昇（早期再分極）に伴うQRS終末部のノッチやスラーの形状で，2023年版マニュアルでは，「下壁誘導（II，III，aV$_F$）の2誘導以上または側壁誘導（I，aV$_L$，V$_4$～V$_6$）の2誘導以上，またはその両者に0.1 mV以上のJ点上昇を伴うスラー型またはノッチ型のJ波・早期再分極パターンを認める」としています．

　この早期再分極に伴うST上昇は，ブルガダ型ST-T異常の再分極パターンに類似していることから，早期再分極に伴うJ波とブルガダ型ST-T異常との間に共通の病態を指摘する考えもあります．なお，J波に関しては比較的新しい疾患概念で，早期再分極症候群やJ波症候群など用語の使われ方も一定していません．2023年版マニュアルでは，心電図所見名の早期再分極（J波）をそのまま用いています．

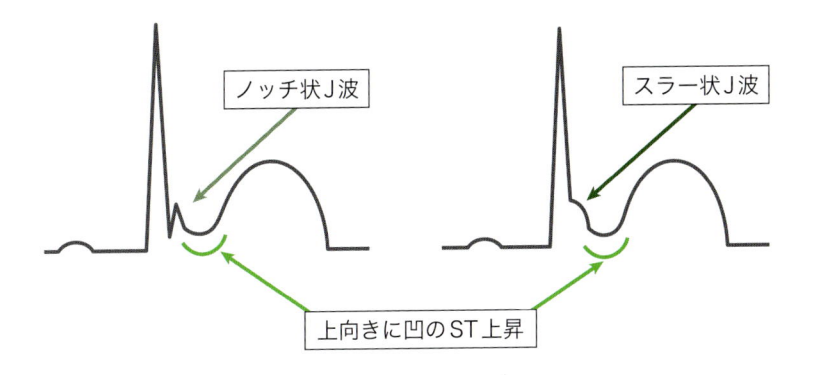

ノッチ状J波

スラー状J波

上向きに凹のST上昇

第51問 早期再分極　ノッチ状J波

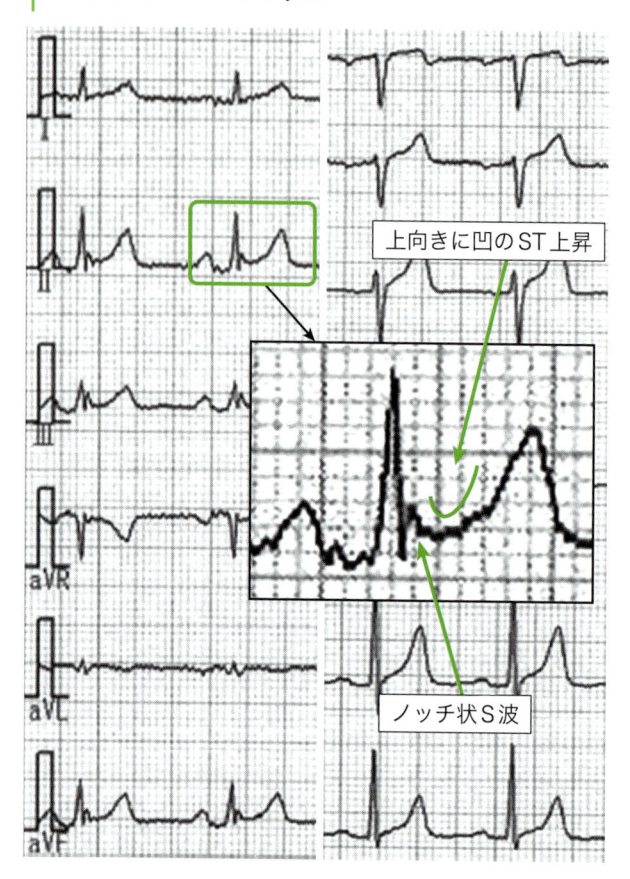

上向きに凹のST上昇

ノッチ状S波

　早期再分極パタンの上向きに凹のST上昇とノッチ状J波（0.15 mV）を認めます．

早期再分極　スラー状 J 波

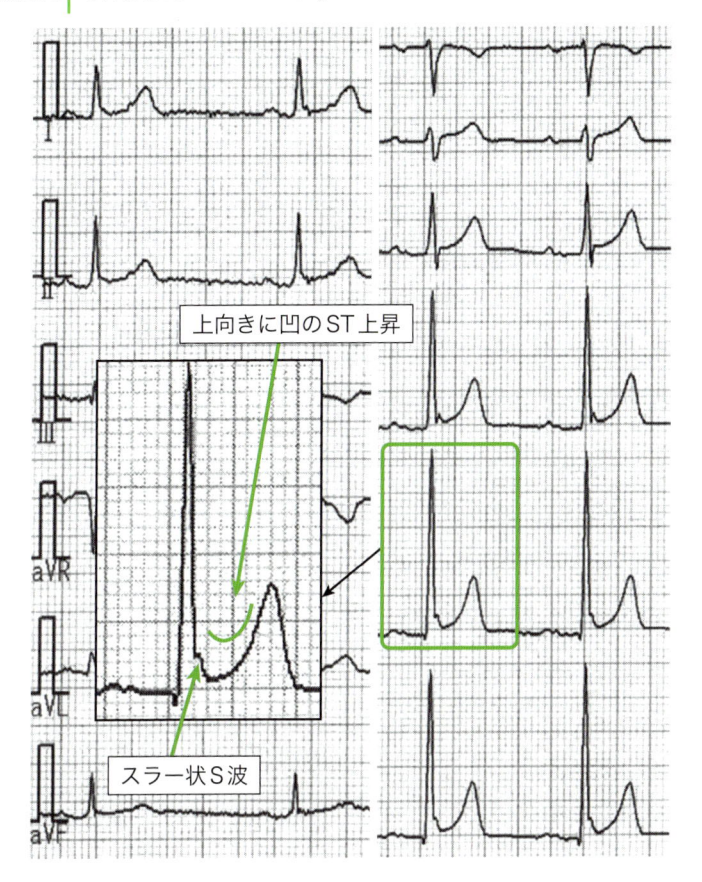

上向きに凹の ST 上昇

スラー状 S 波

　早期再分極パタンの上向きに凹の ST 上昇とスラー状 J 波（0.15 mV）を認めます.

早期再分極（J波）

　早期再分極（J波）の区分判定では，致死性不整脈の自覚症状，失神の既往，突然死の家族歴，高リスク心電図パタンなどを総合的に評価します．2023年版マニュアルでは，すでに述べた早期再分極（J波）の所見を有したうえで，

　①J点上昇が0.1〜0.19 mV，かつ不整脈が疑われる失神・痙攣などの既往歴や，若年性突然死の家族歴がない場合には，B判定とし，②J点上昇が0.2 mV以上かつST上昇が水平型または下降型のもの，かつ不整脈が疑われる失神・痙攣の既往歴や若年性突然死の家族歴がない場合には，C（C1）判定とし，③C判定の心電図所見に加えて，不整脈が疑われる失神・痙攣の既往歴や若年性突然死の家族歴がある場合には，早期再分極症候群・J波症候群として扱い，D（D2）判定としています．

　ただ，この基準ではB判定の心電図所見に加えて，不整脈の症状や突然死の家族歴がある場合の判定区分が明確ではありません．個人的な考えですが，J波を認めた場合には，不整脈関連の既往や自覚症状および家族歴があれば，D2判定が妥当かと考えます．

　したがって，第51〜52問の区分判定はともに，致死性不整脈の自覚症状，失神の既往，突然死の家族歴がなければ，B判定とします．

		判定区分
早期再分極 （J波）	J点上昇が0.1～0.19 mV （特記すべき病歴なし）	B
	J点上昇が0.2 mV以上 かつST上昇が水平型 or 下降型 （特記すべき病歴なし）	C1
	不整脈関連の既往，自覚症状，家族歴がある場合	D2

心電図所見を答えてください.

第53問

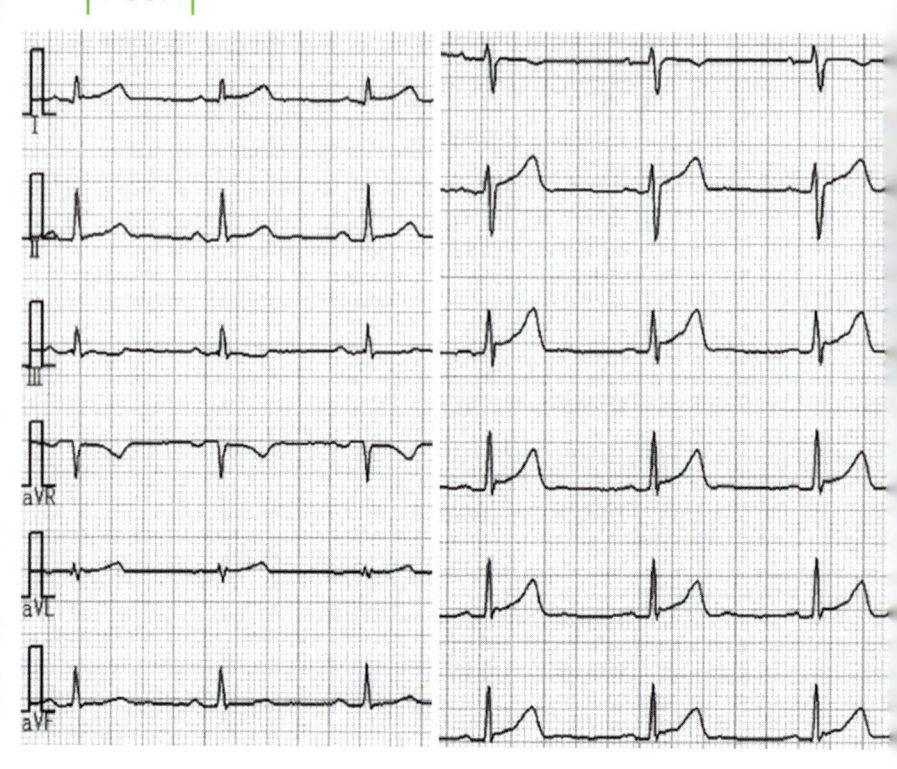

第54問

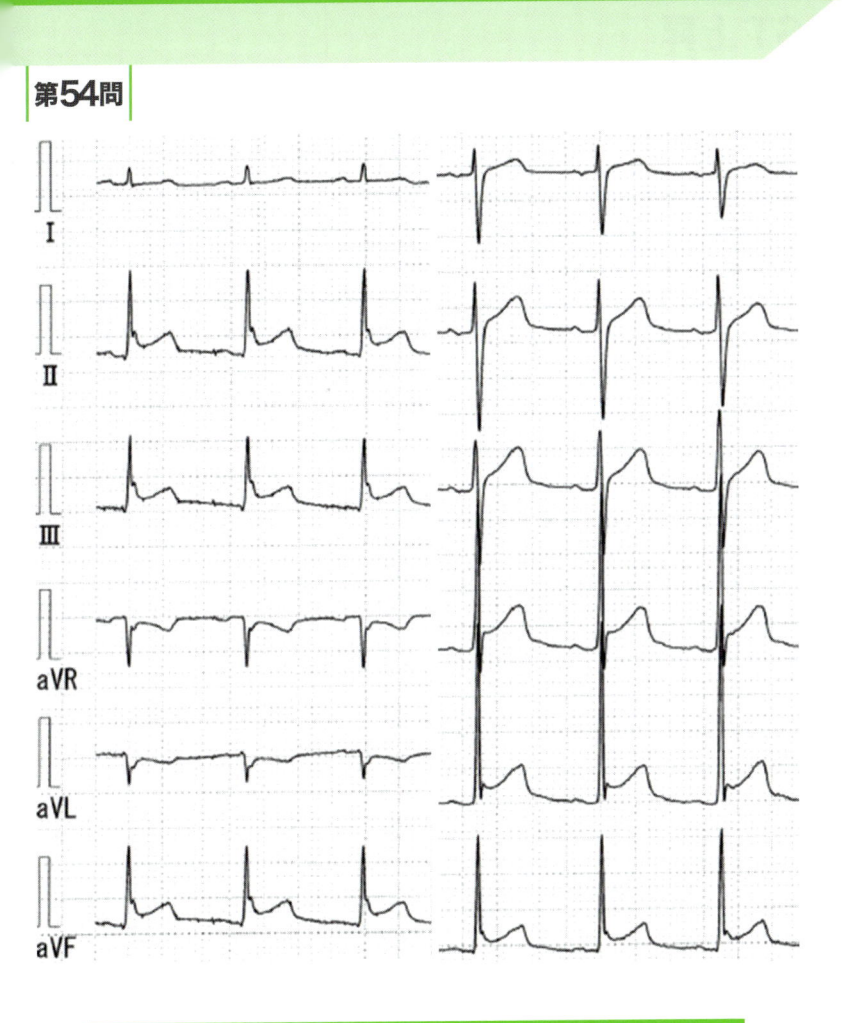

ヒント

2日前より発熱し，現在も微熱あり．

ST上昇

2023年版マニュアルでは，肢誘導では0.1 mV，胸部誘導では0.2 mV以上の上昇を「ST上昇」所見としています．

このようなST上昇を示す心電図で臨床的に最も重要なものは急性心筋梗塞ですが，健診の心電図では心筋梗塞の急性期に遭遇することはまれでしょう．急性心筋梗塞以外では，急性心膜炎，急性心筋炎などでもST上昇が見られますが，いずれもまれなケースと考えます．

しかし，すでに述べた「早期再分極」の心電図で，J波を伴わないST上昇を認めることがあります．健診の心電図としては，この早期再分極によるST上昇が，最も頻度の高い病態と考えます．

早期再分極であれ，心膜炎であれ，非虚血性のST上昇パタンは虚血性（心筋梗塞）のST上昇パタンとはいささか異なり，非虚血性では下向きに凸のST上昇パタンを，虚血性では上向きに凸のST上昇パタンをとります（例外は多々ありますが），代表例を図に掲げました．

それでは，非虚血性の早期再分極と急性心膜炎の鑑別はどのようにすべきでしょうか？　早期再分極では，STの上昇はII・III・aV$_F$またはV$_3$〜V$_6$と，肢誘導もしくは胸部誘導のいずれかに限局する印象がありますが，心膜炎では炎症のある心外膜の領域に対応するすべての誘導，すなわち，肢誘導から胸部誘導で広範にSTが上昇する印象があります．

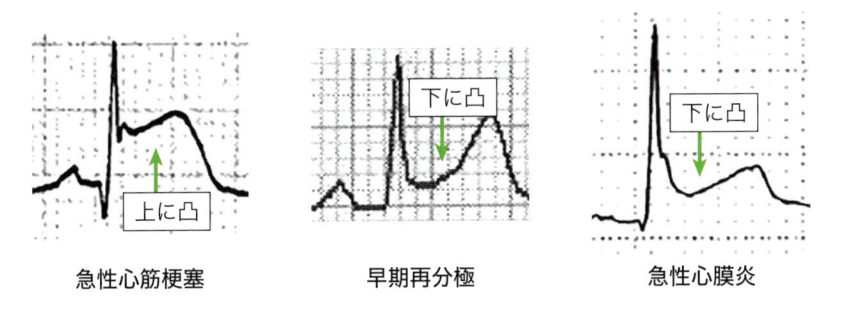

急性心筋梗塞　　　　　　早期再分極　　　　　　　急性心膜炎

上に凸

下に凸

下に凸

第53問 早期再分極

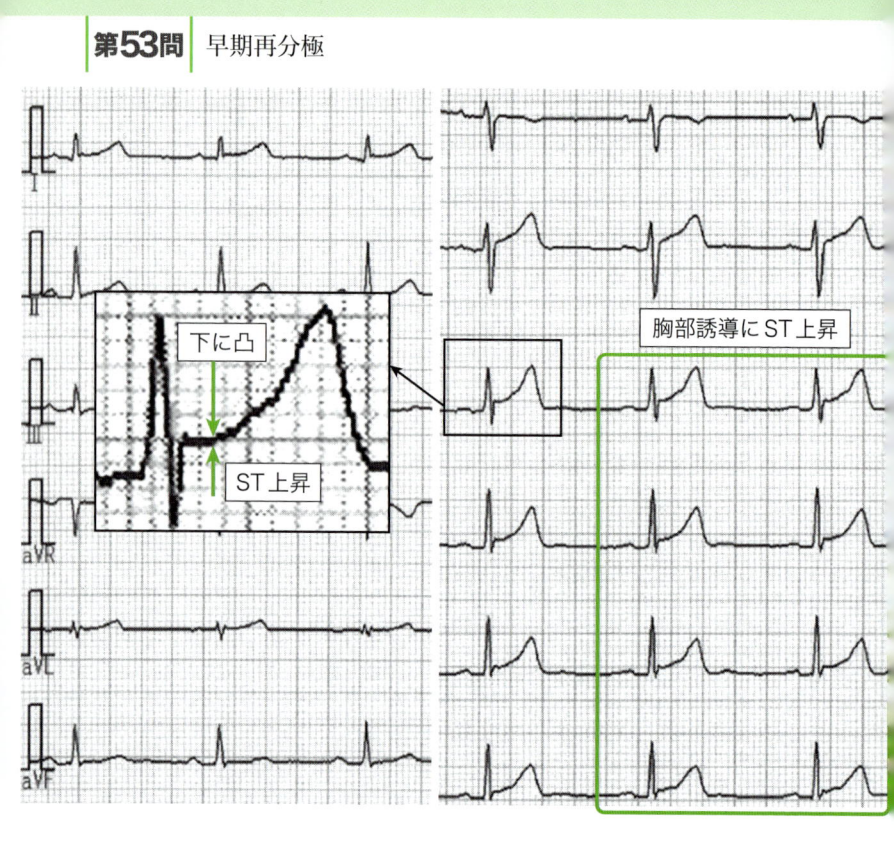

下に凸

ST上昇

胸部誘導にST上昇

V_3〜V_6誘導で，下に凸のパタンで0.2 mV以上のST上昇を認めます．
胸部誘導に限局していることから，早期再分極と考えられそうです．

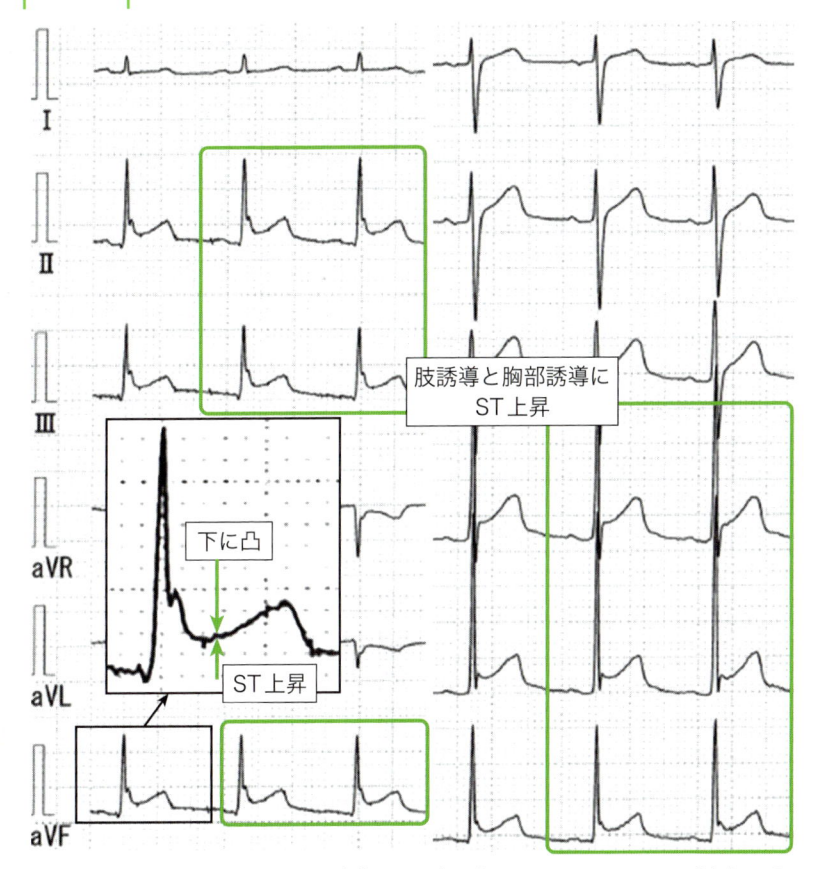

肢誘導と胸部誘導に
ST上昇

下に凸

ST上昇

Ⅱ・Ⅲ・aV_FおよびV₄〜V₆誘導で，下に凸のパタンで0.2 mV以上のST上昇を認めます．

肢誘導，胸部誘導の両方でST上昇が認められることから，急性心膜炎が疑われます．

　最も頻度の高い早期再分極のST上昇は，J波を伴わなければ臨床的に問題になることはほとんどありません．

　したがって，判定区分はBになります．

　一方，まれではありますが，心膜炎や虚血性変化（心筋梗塞や梗塞後の心室瘤など）によるST上昇はD（病態が急性期から亜急性期であればD1，慢性期以降ではD2）判定と考えます．

　以上より，問題の解答は，

　　　第53問　判定区分B：ST上昇：早期再分極
　　　第54問　判定区分D1：ST上昇：急性心膜炎

　心膜炎によるST上昇のため，判定はD1またはD2となります．本症例の場合，問診から2日前より発熱し，現在も微熱があるとわかったため，D1と判定します．

		判定区分
早期再分極		B
心膜炎 虚血性変化	急性期	D1
	それ以外	D2

心電図所見を答えてください.

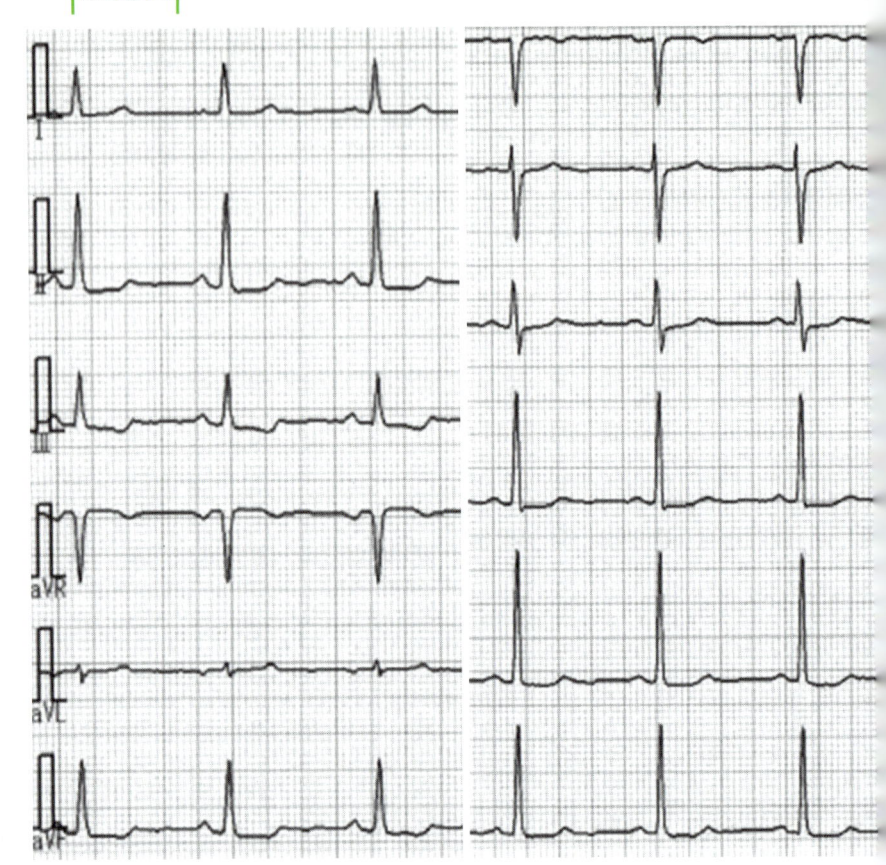

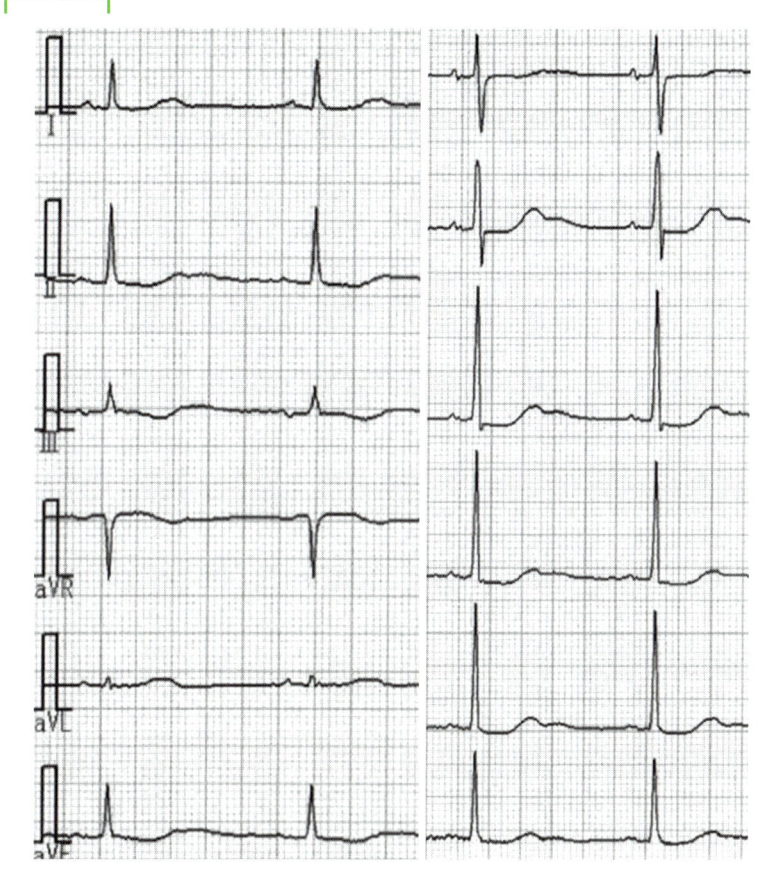

ST低下

　2023年版マニュアルでは，「ST低下」に関しては，上行傾斜型，U字型（盆状），水平型，下行傾斜型があるとしています．図にそれぞれのST低下のパタンを模式的に示しました．

　運動負荷試験ではST低下を虚血陽性の基準にしていますが，その際，水平型・下行傾斜型のみを虚血パタンとして，上行傾斜型・U字型（盆状）に比べて「罪を重く」しています．安静時心電図を評価するミネソタコードでも，やはり水平型・下行傾斜型パタンをより重症と評価しています（後述のミネソタコードの4-1）．2023年版マニュアルはもちろん安静時心電図を対象にしたもので，ミネソタコードと同様の評価を下しています．判定区分については次ページで解説します．

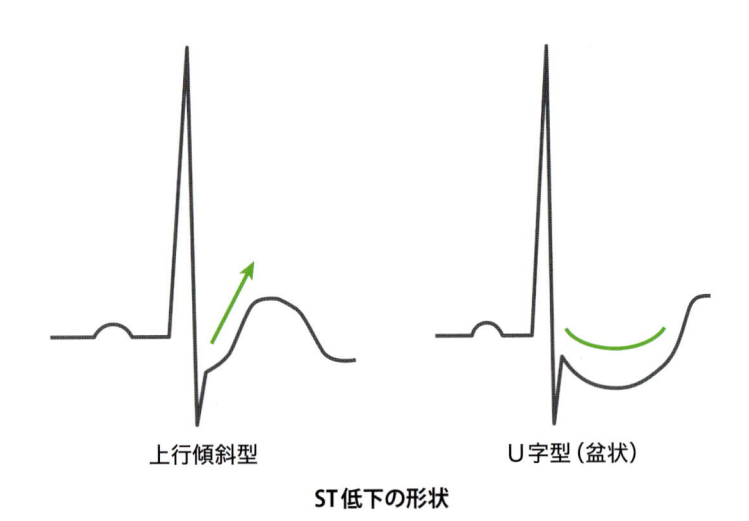

上行傾斜型　　　　　　　　U字型（盆状）

ST低下の形状

なお，2023年版マニュアルではST低下の計測点を「通常J点から60〜80 ms後で行う」としています．このようにすることで，ST低下の形状に関わらず，ST低下の程度を評価することができるでしょう．ただし，上述のミネソタコードのST偏位の測定がJ点ですので，区分判定時には注意を要することになります．

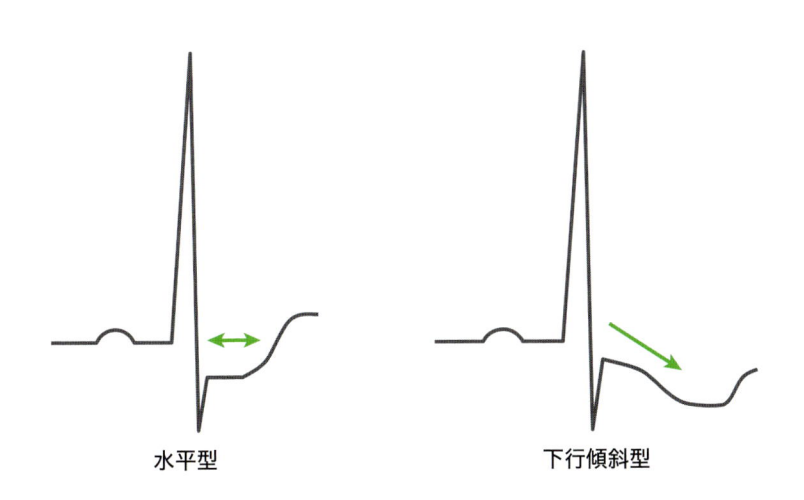

水平型　　　　　　　　　　　下行傾斜型

「ST低下」の判定区分としては，2023年版マニュアルでは，上行傾斜型，U字型（盆状），水平型，下行傾斜型のすべての形状で，0.1 mV以上のST低下（V_2，V_3誘導では0.05 mV）があれば，CまたはD判定としています．

このうち，ミネソタコードの「4-1」に相当する場合，すなわちST部分の形状が水平または下降傾斜型で，J点の下降が0.2 mV以上の場合はD（本書のD2）判定としています．

「4-1」以外のST低下に関しては，原則としてC（本書のC1）判定ですが，動脈硬化性疾患危険因子を有していたり，早発性冠動脈疾患の家族歴がある場合，または初回指摘時（過去にも指摘されたが，現在まで医療機関を受診していない場合を含む）には，D2判定とします．また，2023年5月26日にマニュアルが一部改訂され，陰性T波を伴う場合にはD（D2）判定としています．

なお，ST低下が0.1 mV（V_2，V_3誘導では0.05 mV）未満の軽度なST低下は，原則としてB判定ですが，動脈硬化性疾患危険因子を有する場合にはC1判定になります．

		判定区分	備考
ST低下（0.1 mV以上）	水平型or下降傾斜型 かつ 0.2mV以上のJ点下降 （ミネソタコード4-1）	D2	
	それ以外	C1	
		D2	動脈硬化性疾患の危険因子あり，早発性冠動脈疾患の家族歴あり，初回指摘時（未受診含む），陰性T波を伴う場合
軽度のST低下		B	
		C1	動脈硬化性疾患の危険因子ありの場合

column

虚血性心疾患のスクリーニングとしての安静心電図

　安静時心電図は非侵襲的で簡便かつ安価な検査法ですが，虚血性心疾患のスクリーニングに適した検査法であるか否かは議論のあるところでした．しかし，無症候性心筋梗塞は心電図を記録することによって初めて診断されるため，その検出には定期的な心電図記録が有用です．また，インスリン非依存性糖尿病患者では症状の有無に関わらず，安静時心電図のST-T異常が冠動脈疾患を予測する最も強力な予測因子であるとされています[1) 2)]．2023年版の判定マニュアルには，明らかな疾患がない被検者のST-T異常の頻度は，心血管危険因子数が多いほど増加したこと[3)]，また，ST-T異常の単独，ならびに電気軸異常や構造異常との複合所見を有する例では，心血管疾患死亡リスクが増加した[4)]旨の報告があります．

　なお，心電図のST-T部分は心筋虚血だけでなく，心肥大，心室内伝導障害，電解質異常，ジギタリスなどの薬物使用，自律神経緊張などさまざまな病態で変化を認めます．これらのST-T変化が心筋虚血に由来するかどうかの判断は，病歴や他の検査結果とあわせて総合的に判断することや，以前の心電図との比較や時間経過による変化を考慮することが重要です．

文献
1) Janand-Delenne B: *Diabetes Care* 1999; **22**: 1396-400.
2) Bacci S: *Eur J Endocrinol* 2002: **147**: 649-54.
3) Chinushi Y: *J Arrhythmia* 2011; **27**: 202-7
4) Sawano M: *PLoS One* 2016; **11**: e0157563.

第55問 軽度のST低下（B）

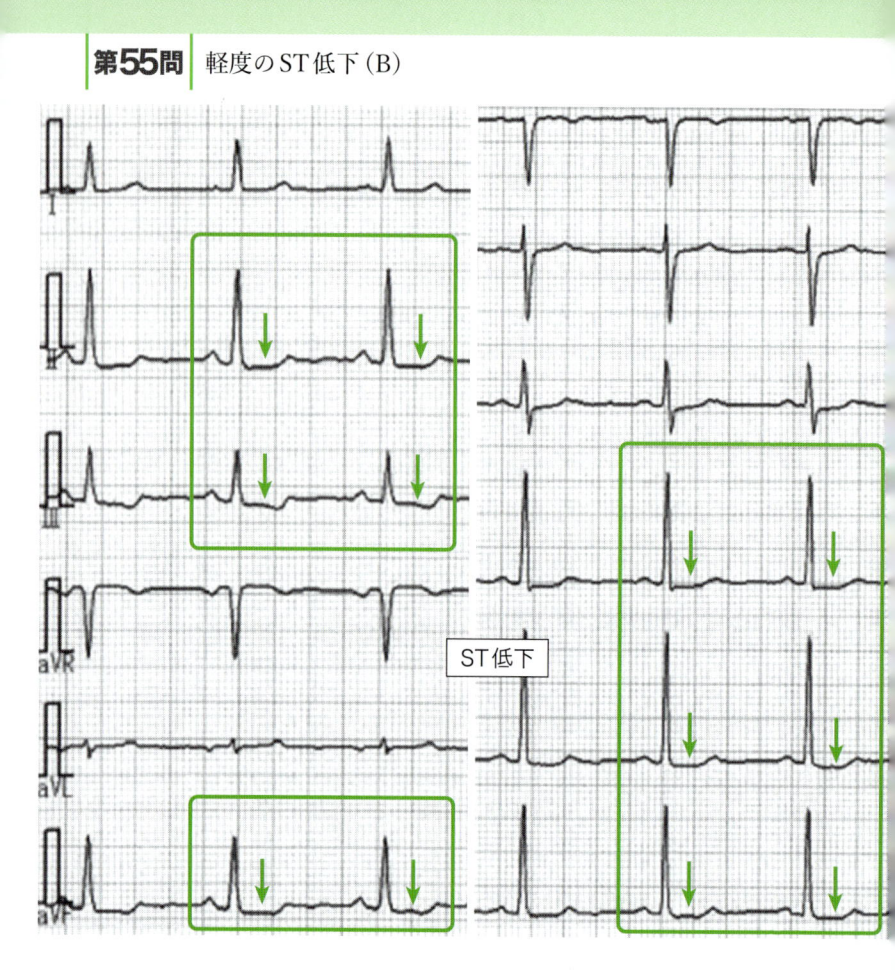

ST低下

Ⅱ・Ⅲ・aVFおよびV₄〜V₆誘導で，0.5 mVの水平型のST低下を認めます．

軽度なST低下は，原則としてB判定ですが，動脈硬化性疾患危険因子を有する場合にはC1判定になります．

第56問 1.0 mV の ST 低下 水平型（C1）

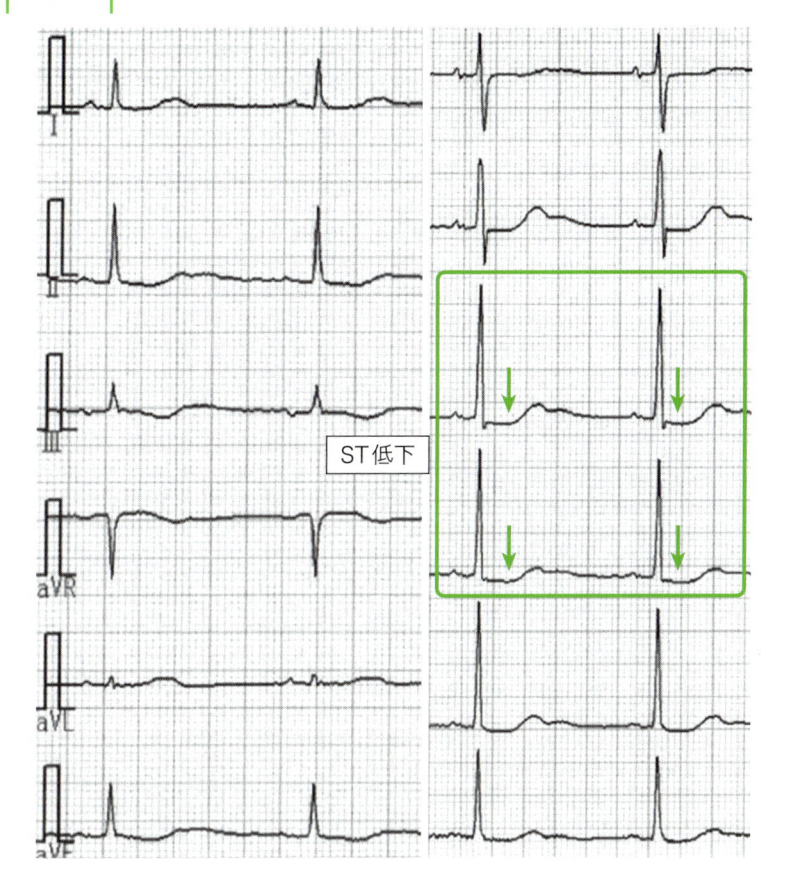

ST 低下

V3・V4誘導で，1.0 mV の水平型の ST 低下を認めます．

　原則として C1 判定ですが，動脈硬化性疾患危険因子や早発性冠動脈疾患の家族歴がある場合，または初回指摘時には，D2判定になります．

心電図所見を答えてください.

第57問

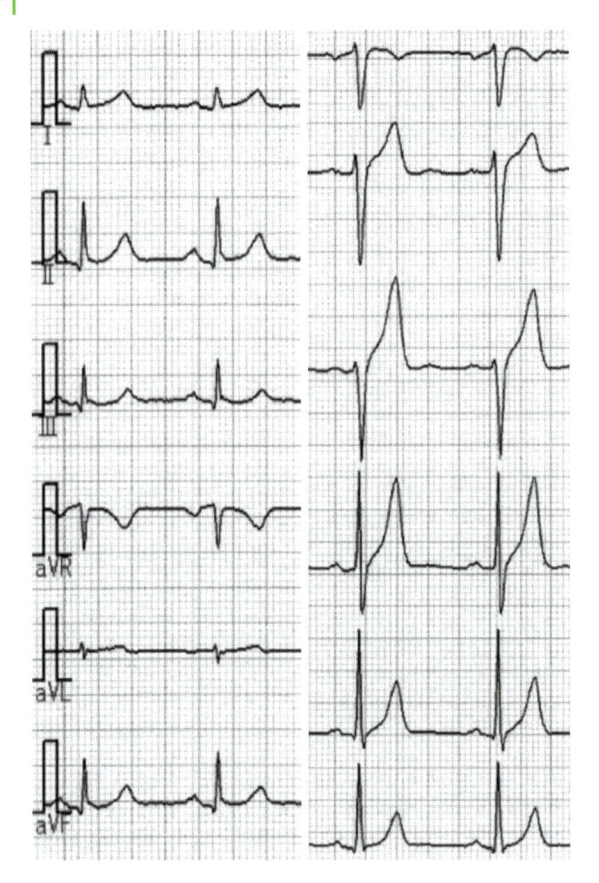

第58問

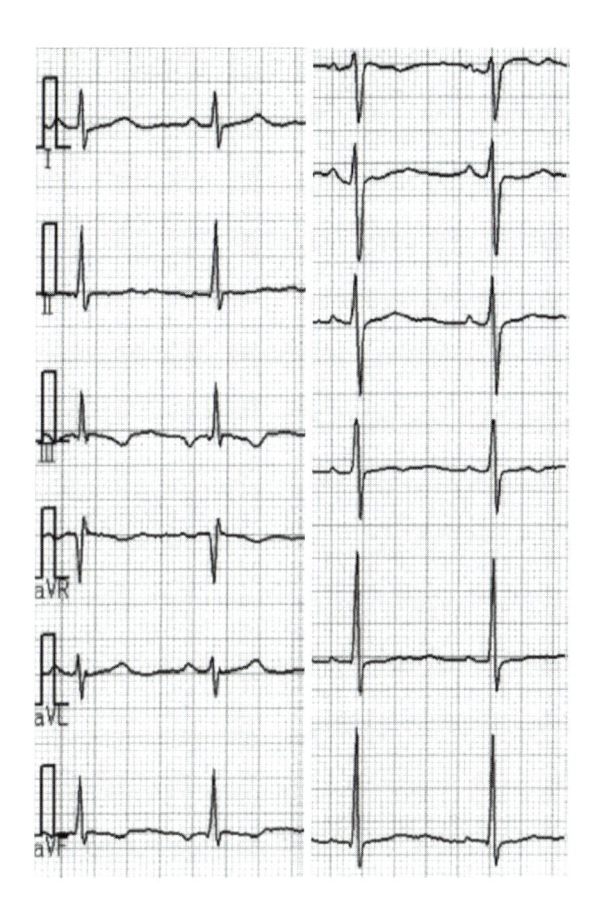

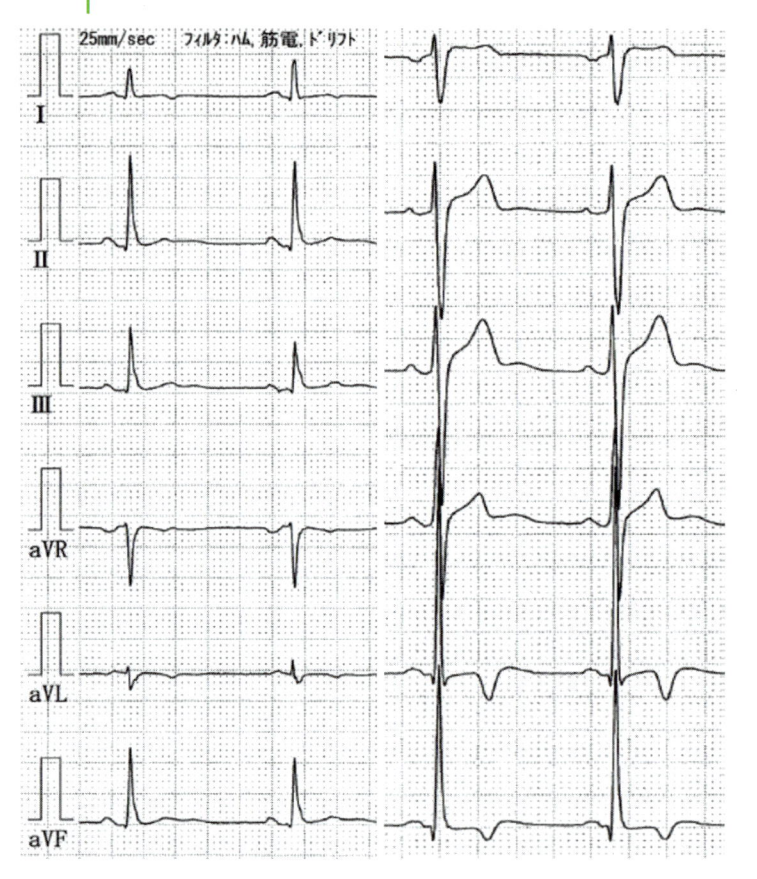

25mm/sec　フィルタ：ハム、筋電、ドリフト

I

II

III

aVR

aVL

aVF

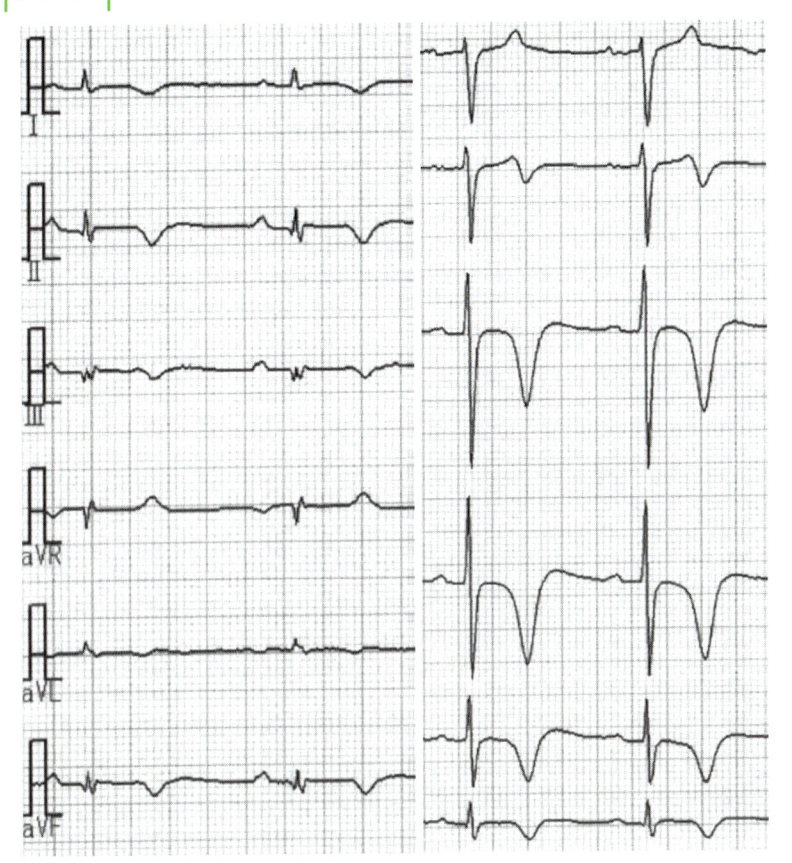

T波の異常所見

　心電図のQRS波は電気的興奮が心室を伝播していく脱分極の過程を反映し，T波は脱分極した心筋がまた収縮できるようになるための再分極過程を反映しています．QRS波はシャープな尖った波形ですが，再分極は脱分極に比べてゆっくりとしているので，T波は通常は小さな山型をしています．このようなT波ですが，その異常としては，①T波高が高い，②T波が平坦，③T波が陰性，の3パタンがあります．

　①を「T波増高」といい，2023年版マニュアルでは肢誘導（aV_R誘導を除く）では0.5 mV，胸部誘導では1.0 mV以上の波高を持つ場合としています（p. 178左図）．

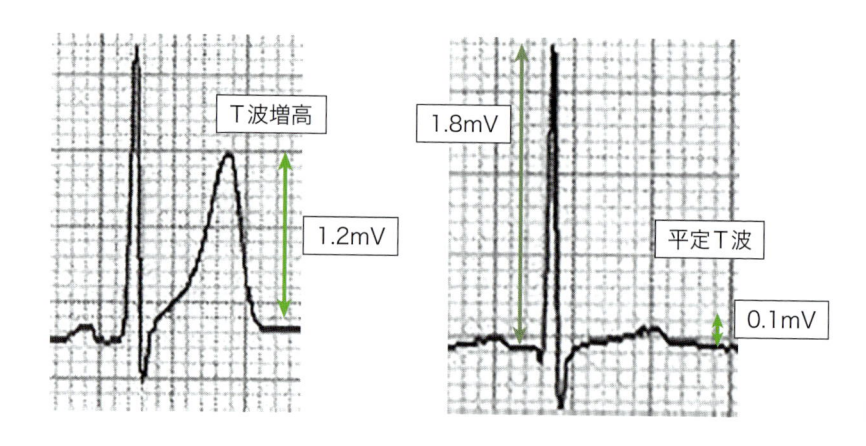

T波増高　1.2mV

1.8mV　平定T波　0.1mV

②を「平低T波」といい，なだらかな山型であるT波が平坦になった状態を指します．通常，T波高がR波高の1/10以下になった場合としています．しかし，T波高はR波高と並行しているため，R波高が1.0 mV未満の場合には，平低T波の診断が難しくなるので，T波高はR波高が1.0 mV以上の場合にのみ評価します（p. 178右図）．

　③を「陰性T波」といい，通常では上に凸の山型を呈するT波が，下に凸の谷型を呈する場合を指します（p. 179左図）．なお，T波の深さが1 mV以上の場合を「巨大陰性T波（giant negative T wave：GNT）」と呼ぶことがあります（p. 179右図）．

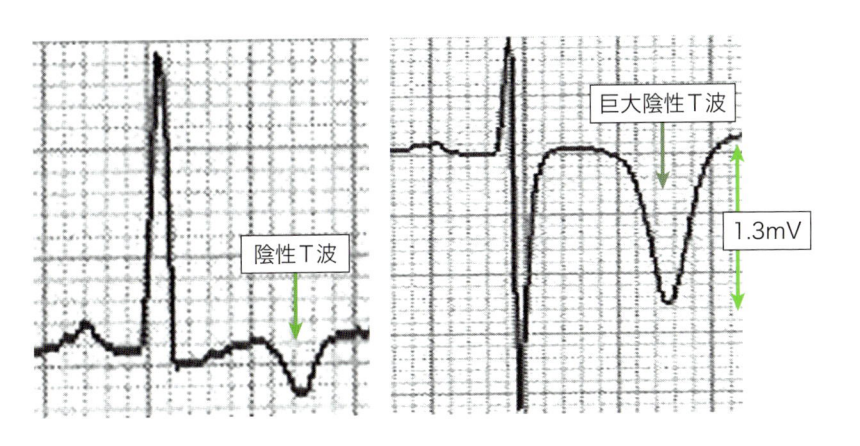

T波の異常所見

　T波増高は，発症直後の超急性期の心筋梗塞や高K血症および僧帽弁狭窄症などで見られる所見ですが，健康な若年者に見られることも珍しくはありません．

　したがって判定区分は，超急性期の心筋梗塞や，高K血症などが示唆される場合はD1判定になりますが，そのような病態にない場合にはB判定としています．

　平低T波は，特異性は低いですが，低K血症，心膜液貯留，甲状腺機能低下症などで見られることがあります．しかし，多くは病的意義に乏しく，健常女性や肥満者に多く見られる印象を持っています．

　判定区分は原則としてB判定ですが，動脈硬化性疾患危険因子を有している場合にはC（C1）判定とします．

　陰性T波は，心筋梗塞，高血圧や心筋症による心肥大，クモ膜下出血などさまざまな病態で見られますが，健常者（特に女性）に見られることもあります．

　区分判定は，2023年版マニュアルではT波の陰性部分の深さが0.5 mV以上の場合（ミネソタコード「5-1」に相当）をD（D2）判定としています．

　T波の深さが0.5 mV未満であれば，原則はC1判定になりますが，2023年5月26日に2023年版マニュアルが一部改訂され，ST低下を伴う場合にはD（D2）判定としています．また，0.5 mm未満であっても陰性T波が多くの誘導で認められたり，動脈硬化性疾患危険因子のある場合，初回指摘時（過去に指摘はあるが医療機関を未受診も含む）には，D2判定としてもよいと考えます．

また，深さが1.0 mV以上の巨大陰性T波は健常者で見られることはほとんどなく，肥大型心筋症，非貫壁性心筋梗塞，たこつぼ心筋症，クモ膜下出血といった病態で認められます．判定区分はもちろんD2になります．

		判定区分	備考
T波増高 （1.0 mV以上）		B	
		D1	超急性期の心筋梗塞や高K血症の場合
平定T波 （R波高が1.0 mV以上で，T波高がR波高の1/10以下）		B	
		C1	動脈硬化性疾患の危険因子ありの場合
陰性T波	深さが0.5 mV以上	D2	
	深さが0.5 mV未満	C1	
		D2	多くの誘導に認められる場合，動脈硬化性疾患の危険因子あり，初回指摘時や未受診，ST低下を伴う場合

第57問 T波増高（B）

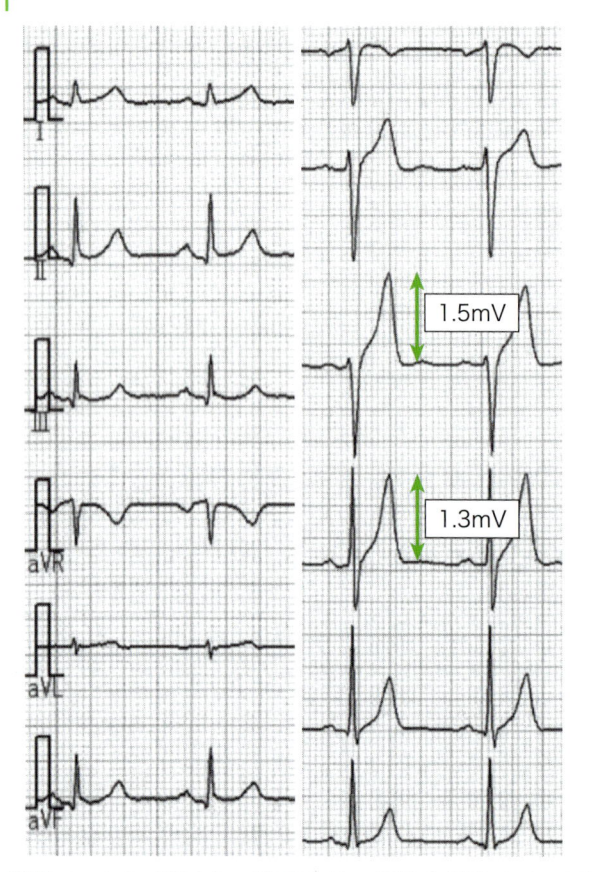

　V₃・V₄誘導で，1.0 mV以上の波高を持つT波を認めます．T波の増高所見になり，判定区分はBとなります．

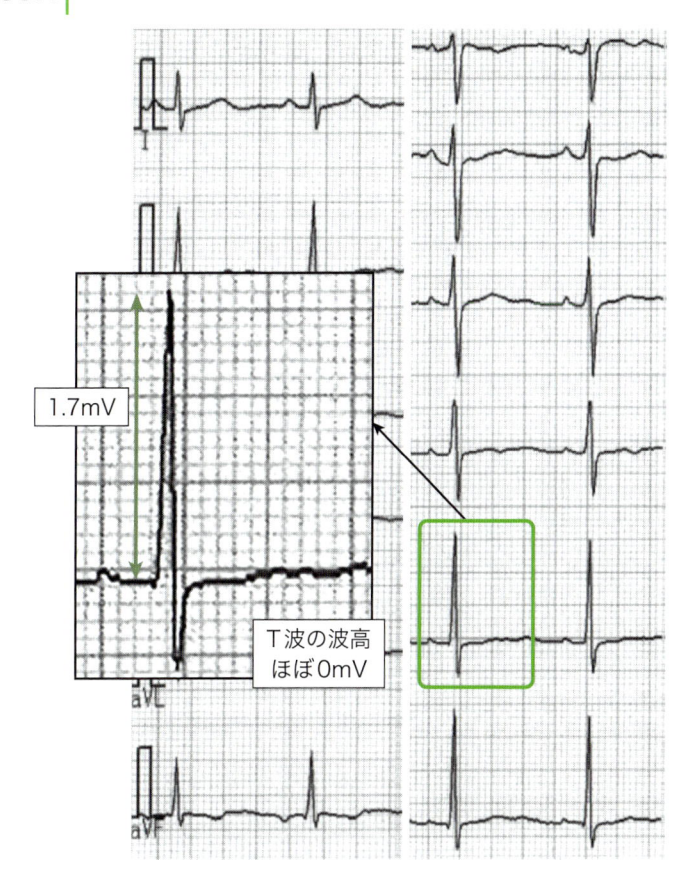

1.7mV

T波の波高
ほぼ0mV

aVL

aVF

R波高さが1.0 mV以上あるV₅・V₆誘導で，ほとんど波高がないT波を認めます．平定T波の所見です．

原則としてB判定ですが，動脈硬化性疾患危険因子がある場合にはC1判定とします．

183

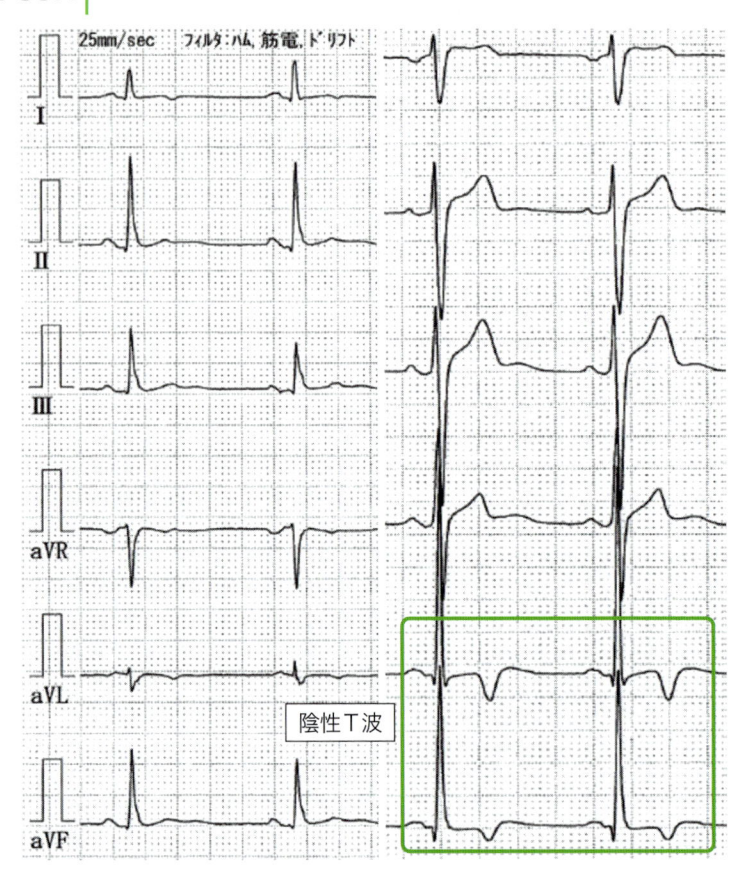

25mm/sec　フィルタ：ハム, 筋電, ドリフト

陰性T波

V$_5$・V$_6$誘導で，深さが0.5 mV未満の陰性T波を認めます.

　明らかな陰性T波はこの2誘導に限局するのみで，C1判定と考えます.
ただし，動脈硬化性疾患危険因子がある場合や，初回指摘時であれば，
D2判定としてもよいでしょう.

第60問 陰性T波　0.5 mV以上（D2；巨大陰性T波）

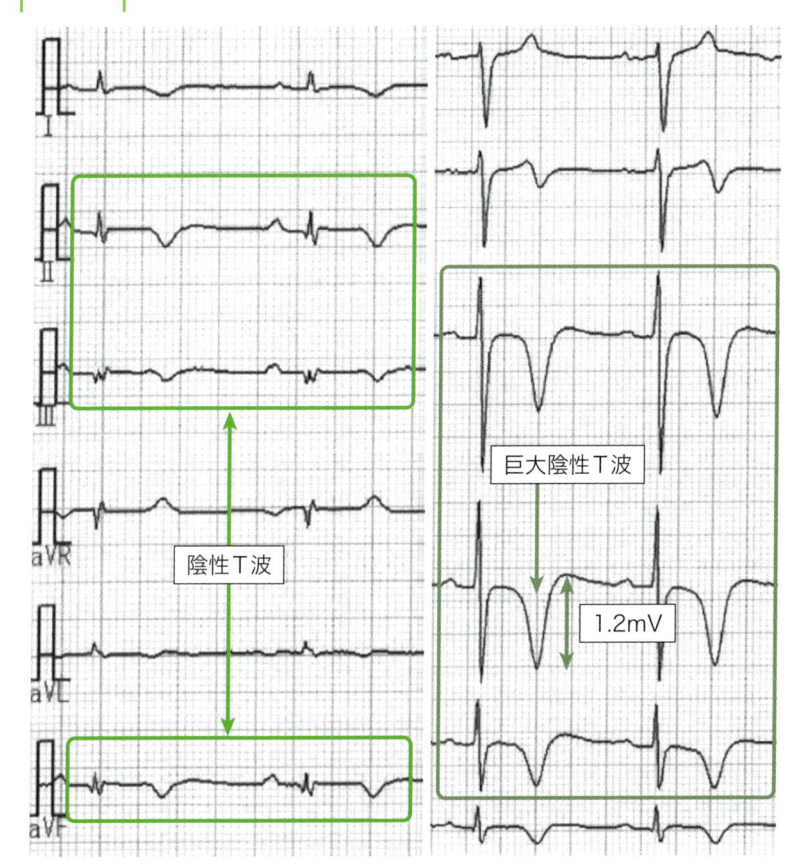

陰性T波

巨大陰性T波

1.2mV

Ⅱ・Ⅲ・aVF および V2〜V6誘導で陰性T波を認めます．中でも，V3〜V5誘導では深さが0.5 mV以上に及び，V3・V4誘導で深さが1.0 mV以上の巨大陰性T波を呈しています．

D2判定として問題ありません．

心電図所見を答えてください.

第61問

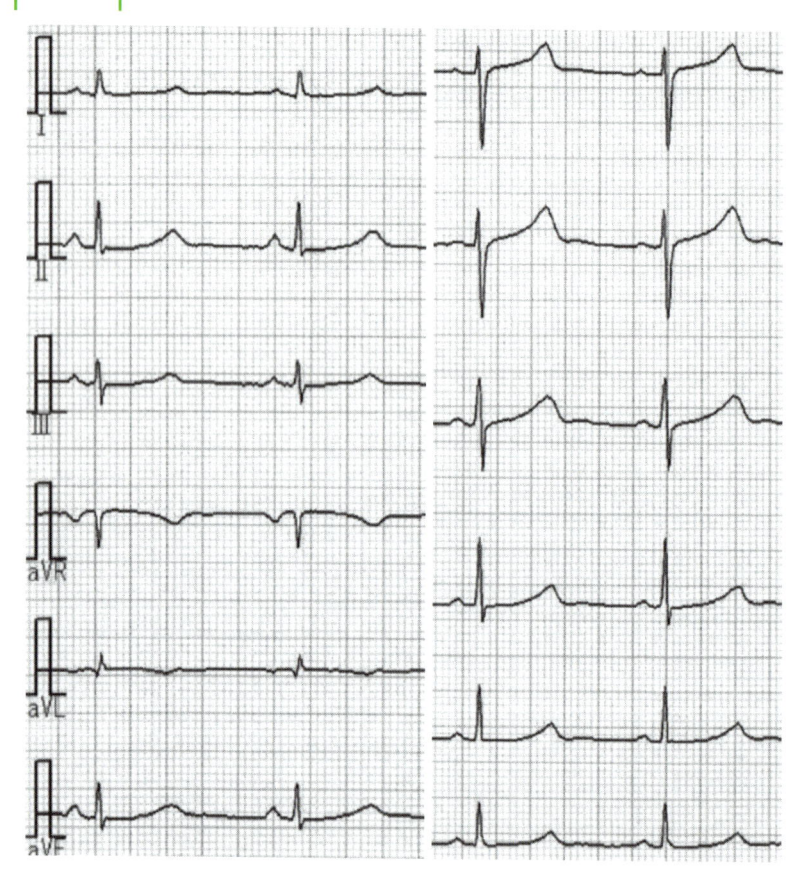

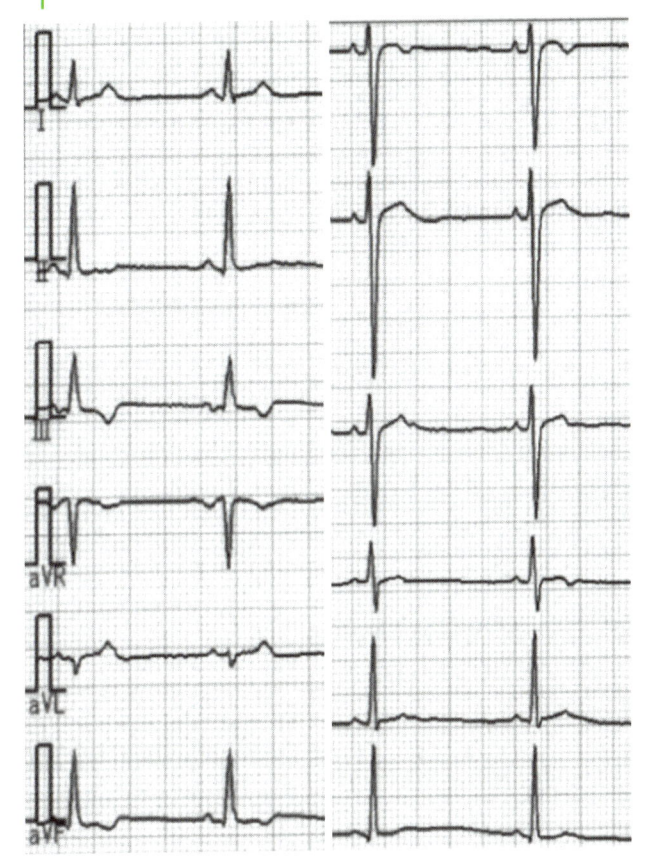

QT延長・QT短縮

QT間隔の延長・短縮は致死性不整脈を引き起こす可能性があるので，見落としてはならない所見です．

QT間隔は心拍数の影響を受けるため，補正したQTc間隔で評価します．

2023年版マニュアルでは，通常はBazettの補正（$QT/RR^{0.5}$）を用いるとしています．しかし，この補正式は頻脈，徐脈の影響を過剰に受けるため，頻脈・徐脈の場合には心拍数の影響を受けにくいFridericiaの補正（$QT/RR^{0.33}$）を用いることが望ましいと併記されています．頻脈・徐脈の基準については明記されてはいませんが，100拍/分以上および50拍/分未満を目安にしてよいと考えます．

実用上は心電図の自動解析で計算されたQTcでおおむね問題ないと考えています．

電解質異常（低K血症・低Ca血症・低Mg血症），薬物（抗不整脈薬・抗精神薬・抗生物質の一部）などにより，QT間隔が延長しますが，先天性QT延長症候群も報告されています．不整脈が疑われる失神，痙攣の既往歴に加えて，若年性突然死の家族歴の聴取も重要です．

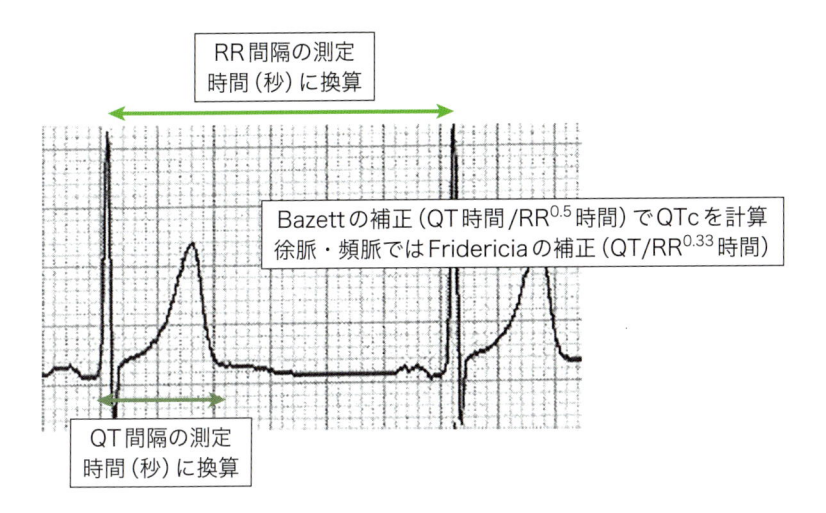

RR間隔の測定
時間（秒）に換算

Bazettの補正（QT時間/RR$^{0.5}$時間）でQTcを計算
徐脈・頻脈ではFridericiaの補正（QT/RR$^{0.33}$時間）

QT間隔の測定
時間（秒）に換算

QT延長・QT短縮

　2023年版マニュアルのQT延長に関する判定区分は,「先天性QT延長症候群の診断基準」に基づいて作成されています.

　すなわち, QTc間隔が男性で480 ms > QTc ≧ 450 ms, 女性で480 ms > QTc ≧ 460 msであれば, C1判定(経時的な延長傾向があればC2)としますが, この基準に加えて, 失神, 動悸など不整脈疾患を疑う自覚症状を伴ったり, 若年者の突然死など遺伝性不整脈疾患(疑い)の家族歴がある場合には, D2判定とします.

　男女ともQTc ≧ 480 msでD2判定ですが, QTcが500 ms以上ではそれ自体が突然死の高リスクの所見であることからD1判定とします[1].

　一方, 著明なQT短縮は心房細動, 失神や突然死を来すことが報告されています[2][3]. 原因として, 電解質異常(高K血症, 高Ca血症, アシドーシス), 自律神経機能障害, 内分泌疾患やジギタリスなどの薬物の影響などが考えられています.

　QT短縮に関する区分判定は, 350 ms > QTc ≧ 330 msであればC1判定(経時的な短縮傾向があればC2)とします. また, QTc < 330 msであれば, D2判定相当と考えます.

		判定区分	備考
QTc延長	男性480 ms＞QTc≧450 ms 女性480 ms＞QTc≧460 ms	C1	
		D2	不整脈疾患を疑う自覚症状や遺伝性不整脈疾患（疑い）の家族歴がある場合
	500 ms＞QTc≧480 ms	D2	
	QTc≧500 ms	D1	
QTc短縮	350 ms＞QTc≧330 ms	C1	
		C2	経時的な短縮傾向がある場合
	QTc＜330 ms	D2	

文献

1) Zeppenfeld K: *Eur Heart J* 2022; **43**: 3997–4126.
2) Gussak I: *Cardiology* 2000; **94**: 99–102.
3) Ishikawa J: *J Cardiol* 2015; **65**: 237–42.

第61問 QT延長　≧500 ms（D1）

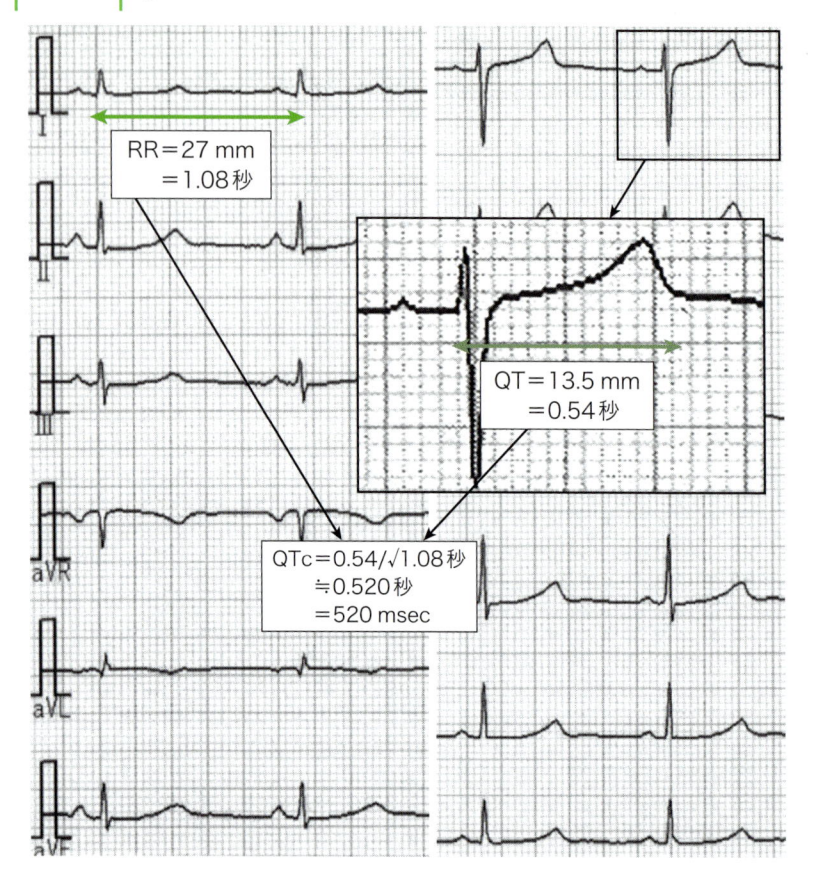

RR＝27 mm
＝1.08秒

QT＝13.5 mm
＝0.54秒

QTc＝0.54/√1.08秒
≒0.520秒
＝520 msec

全誘導で著明なQT間隔の延長を認めます．

QTcはBazettの補正により0.520秒となりますが，先に解説したように，QTc≧500 msと突然死の高リスク所見であることからD1判定とします．

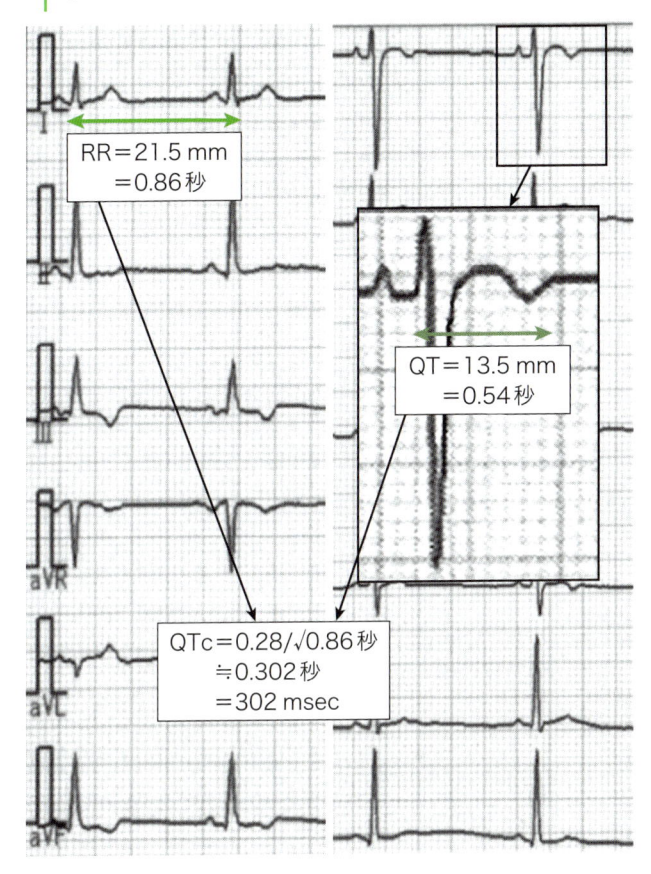

RR＝21.5 mm
＝0.86秒

QT＝13.5 mm
＝0.54秒

QTc＝0.28/√0.86秒
≒0.302秒
＝302 msec

全誘導でQT間隔の短縮を認めます．

QTcはBazettの補正により0.302秒となり，QTc＜330 msなのでD2判定とします．

心電図所見と区分判定を答えてください.

第63問

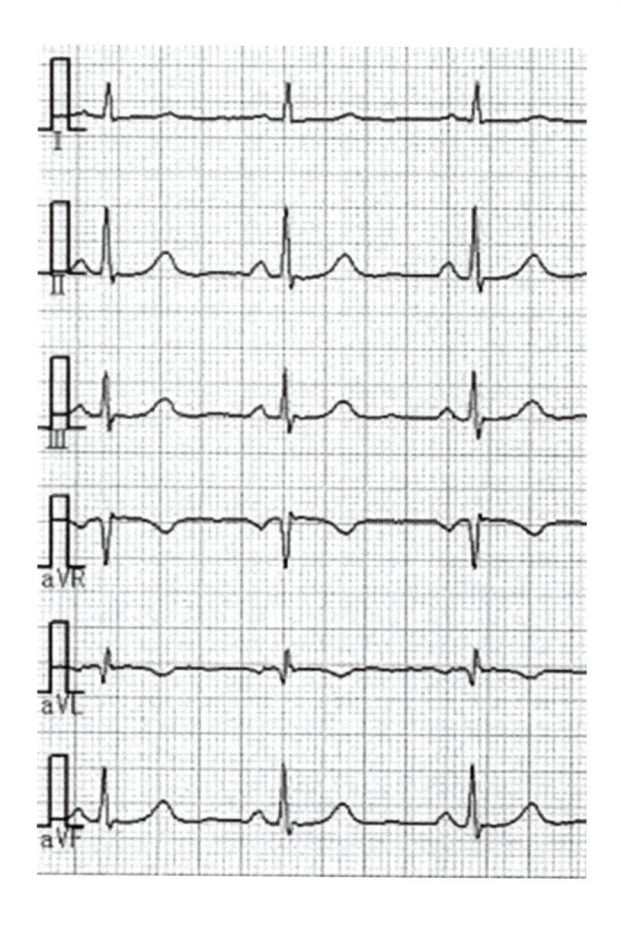

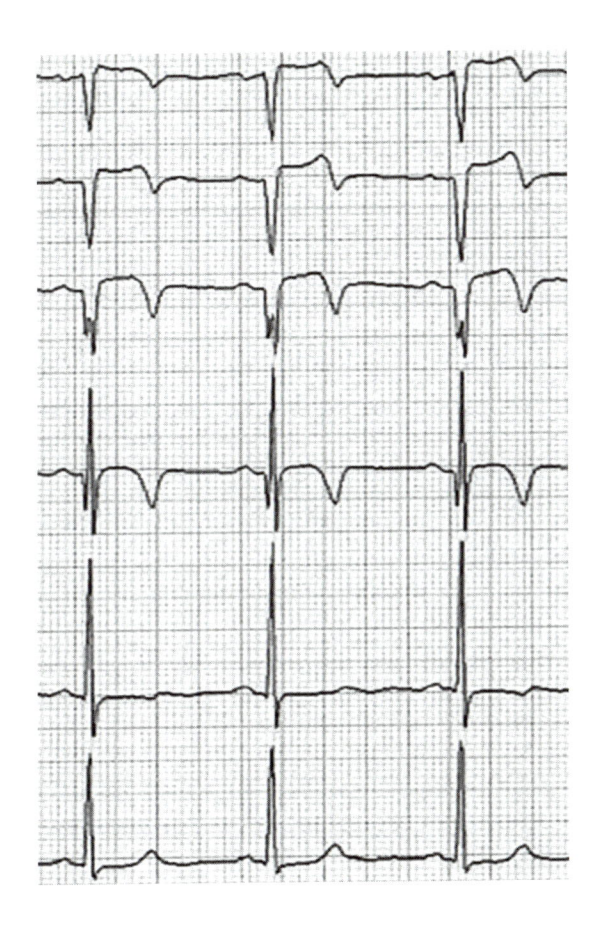

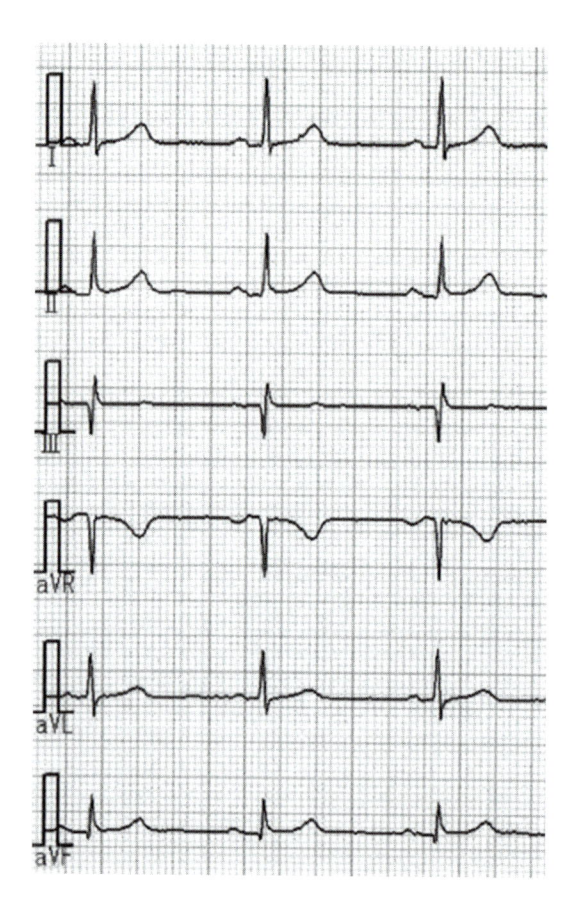

196

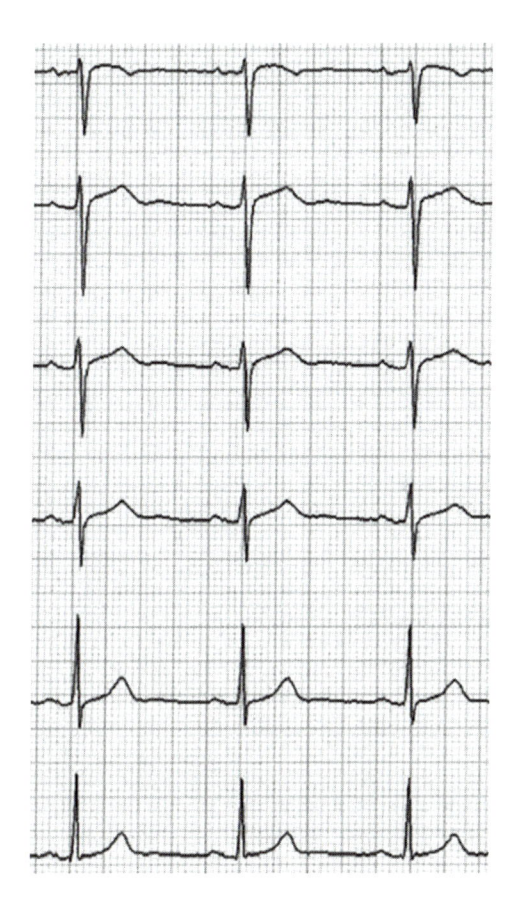

心筋梗塞の心電図変化

　心筋梗塞は冠動脈病変により，冠血流が途絶して支配下の心筋が壊死に陥る病態です．心筋虚血により傷害電流が発生する急性期の心筋と，壊死に陥って起電力を失った慢性期の心筋では，その心電図波形にも違いが出てきます．

　心電図変化は発症後の時間経過から，①数時間以内の超急性期，②数時間～数日の急性期，③1か月以内の亜急性期，④1か月以上の陳旧性期，⑤半年～1年以上経過した慢性期，に分けて考えることができます．心電図の各波の増高や減少の程度を加味して，経時的にまとめたものを図に示します．

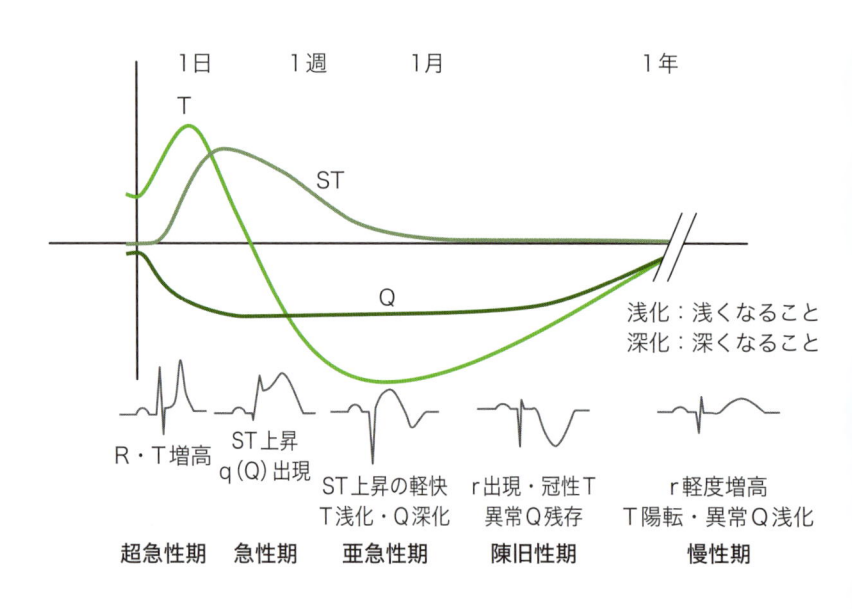

浅化：浅くなること
深化：深くなること

R・T増高　ST上昇 q(Q)出現　ST上昇の軽快 T浅化・Q深化　r出現・冠性T 異常Q残存　r軽度増高 T陽転・異常Q浅化

超急性期　急性期　亜急性期　陳旧性期　慢性期

発症直後の「超急性期」の心電図は，健診心電図を含めてまず目にすることはありませんが，変化の主体は梗塞部を反映する誘導での「R波の増高と尖鋭化したT波」です．T波増高時の区分評価に心筋梗塞の急性期が考慮されていた所以でもあります．

　「急性期」の3〜7日程度は，梗塞部の誘導でST部分が上昇します．このST上昇こそが急性期の特徴的変化で，J点で0.1 mV以上のST上昇があれば異常と判定します．
　同時に，Q波も出現し始めます．このQ波は正常でも見られるq波とは異なり，「異常Q波」と呼ばれます．2023年版マニュアルでは「幅が0.04秒以上で，深さがR波の1/4以上」であることとされていますが，後に詳述します．
　Q波はST上昇と同じく心筋梗塞の梗塞部位を反映します．ST上昇が急性期の一過性であるのに対して，Q波は多くの場合，慢性期にも認められます．

　発症1か月以内の「亜急性期」には，ST部分は徐々に低下して基線に近づきます．R波が減高し，Q波は深くなるとともにT波も終末部分から陰転化していきます．

　発症1か月以上経過した「陳旧性期」には，QR（Qr）パタンやQSパタンが確立し，ST部分は基線にまで戻り，冠性T波（coronary T wave）と呼ばれる左右対称性の陰性T波が出現します．

　「慢性期」になるとT波は正常の陽性に戻り，「刺青のように生涯残る」といわれているQ波でさえ一部の症例では消失します．なお，梗塞部位に心室瘤が形成されると陳旧性期〜慢性期にもST部分が上昇したままで基線に戻りません．これを急性期所見と混同しないことが大切です．大きな心室瘤は冠血管の支配領域の広さからもそのほとんどが前壁中隔梗塞の合併症です．

　次に，梗塞部位と異常Q波出現誘導について少し説明を加えます．

　前壁と中隔の梗塞は基本的には左前下行枝の病変で，異常Q波をV_1〜V_4（時にはV_6まで）誘導に認めます．V_1〜V_2は主に中隔部分を，V_3〜V_4は主に前壁部分を反映します．V_1〜V_6まで，広い範囲にQ波を認めるときには，広範前壁梗塞と表現します．

　側壁梗塞では，まず左回旋枝の病変を考えますが，場合によっては左前下行枝（特に対角枝）の病変も考えられます．I，aV_L，V_5〜V_6に異常Q波を認めます．なお，I，aV_Lにのみ異常Q波を認める場合には高位側壁梗塞を考えます．

　下壁梗塞は基本的には右冠動脈の病変を考えますが，左回旋枝の病変も考えられます．II，III，aV_Fに異常Q波を認めることが基本です．

梗塞部位	異常Q波出現誘導											
	I	II	III	aV_R	aV_L	aV_F	V_1	V_2	V_3	V_4	V_5	V_6
前壁中隔							●	●	●	●		
前側壁	●				●				●	●	●	●
広範前壁	●				●		●	●	●	●	●	●
側壁	●										●	●
高位側壁	●				●							
後壁							●	●				
下後壁		●	●			●	●	●				
下壁		●	●			●						

●異常Q波　●：鏡像現象によるR/S＞1の高いR波

後壁梗塞では，まず左回旋枝の病変を考えますが，右冠動脈の病変も考えられます．標準12誘導で特徴的なことは，心臓後壁には電極を装着しませんので，後壁梗塞によるQ波が記録されないことです．後に詳述する「鏡像現象」によって対側性のV_1〜V_2に記録される陽性のR波によって梗塞部位を評価します．

　表に「梗塞部位」と「異常Q波出現誘導」との関係を「大まかに」まとめています．

　実際に健診の場で急性期・亜急性期の心筋梗塞に遭遇することはまずないため，心電図の判読には，「慢性期・陳旧性期の心筋梗塞（およびその疑い）」が対象になると思われます．したがって，2023年版マニュアル上では「Q波異常」と第37～38問で触れた「R波の増高不良」が心筋梗塞の該当項目と考えられます．

　Q波異常については，「異常Q波」と「境界域Q波」について考えます．
　「異常Q波」の定義としては，前述の「幅が0.04秒以上で，深さがR波の1/4以上」が採用されています．しかし，同時にミネソタコードの「1–1」が該当するともしています．実は，このコードではQ波の深さを「Q/R振幅比$\geqq 1/3$」とし，Q波の幅も誘導によっては「$\geqq 0.03$秒」の場合もあるので，記述された定義とは必ずしも合致しません．
　ここでは，マニュアルの「記述」にしたがって，異常Q波は「幅が0.04秒以上で，深さがR波の1/4以上」と割り切る方が実際的と考えます．

　また「境界域Q波」はミネソタコードの「1–2・1–3」が該当するとしていますが，このコードも結構複雑です．マニュアルには明確な定義はありませんが，「境界域Q波」は「幅が0.04秒未満で，深さがR波の1/4以上」と割り切りましょう．

　図に実際の異常Q波と境界域Q波の波形を示します．

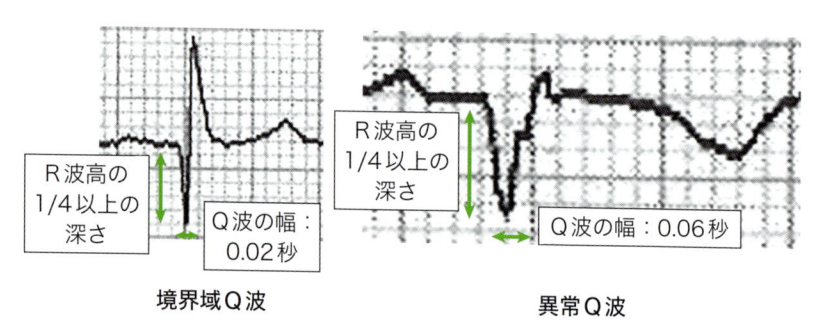

境界域Q波　　　　　　　　　　　異常Q波

なお「R波の増高不良」に関してはすでに述べていますので，第37〜38問を参照してください．

　単なる「R波の増高不良」と，真の前壁・中隔の心筋梗塞の鑑別は必ずしも簡単ではありませんが，梗塞が陳旧性期であれば，陰性T波を伴うことが参考になります．

　左図のQ波は，R波とほぼ同じ電位でR波の1/4以上の深さを呈しますが，Q波の幅が0.02秒と異常Q波の基準を満たしません．したがって，境界域Q波と診断します．

　原則として区分判定はB判定ですが，動脈硬化性疾患危険因子を有している場合にはC（C1）判定とします．

　一方，右図のQ波はR波の電位を大きく凌駕する深さがあり，しかもQ波の幅が0.06秒と異常Q波の基準を満たします．したがって，異常Q波と診断します．

　2023年版マニュアルでは，基本的にはC（C1）判定です．ただし，$\mathrm{I} \cdot \mathrm{aV_L}$，$\mathrm{II} \cdot \mathrm{III} \cdot \mathrm{aV_F}$，$\mathrm{V_1} \sim \mathrm{V_4}$ など，表で示したように，梗塞部位を反映する複数の関連した誘導で異常Q波が認められる場合や，病歴なども含めて心筋梗塞が疑われる場合にはD（急性期であればD1，それ以外はD2）判定とします．

	判定区分	備考
境界域Q波 （幅が0.04秒未満で， 深さがR波の1/4以上）	B	
	C1	動脈硬化性疾患危険因子を有している場合にはC1
異常Q波 （幅が0.04秒以上で， 深さがR波の1/4以上）	C1	
	D1〜D2	心筋梗塞が疑われる場合 （急性期であればD1，それ以外はD2）

第63問 前壁中隔の陳旧性心筋梗塞（D2）

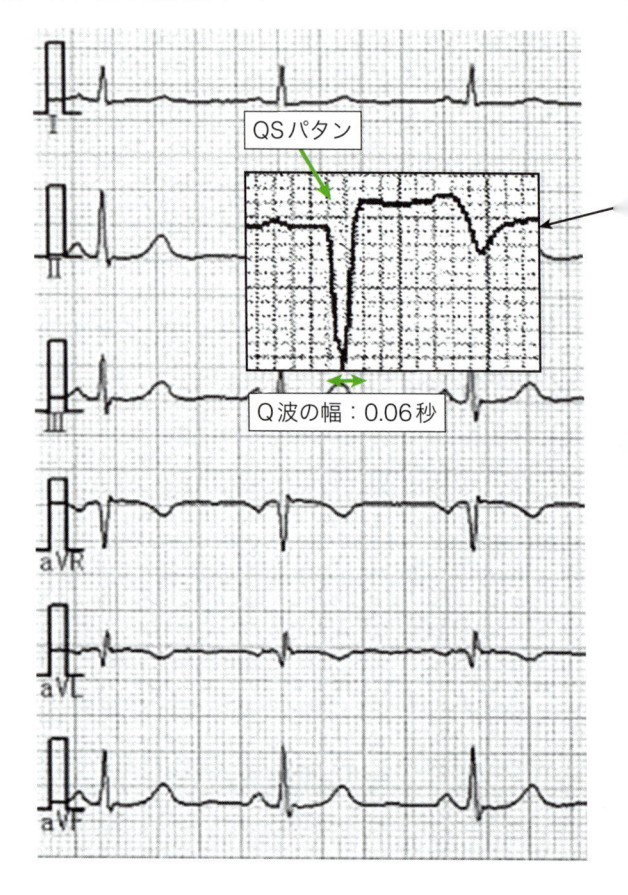

QSパタン

Q波の幅：0.06秒

　V$_1$〜V$_3$にQSパタン（R波の1/4以上のQ波）を認め，その幅は0.06秒と異常Q波の基準を満たします．V$_4$でもR波の1/4以上の深さで，幅が0.04秒の異常Q波を認めます．

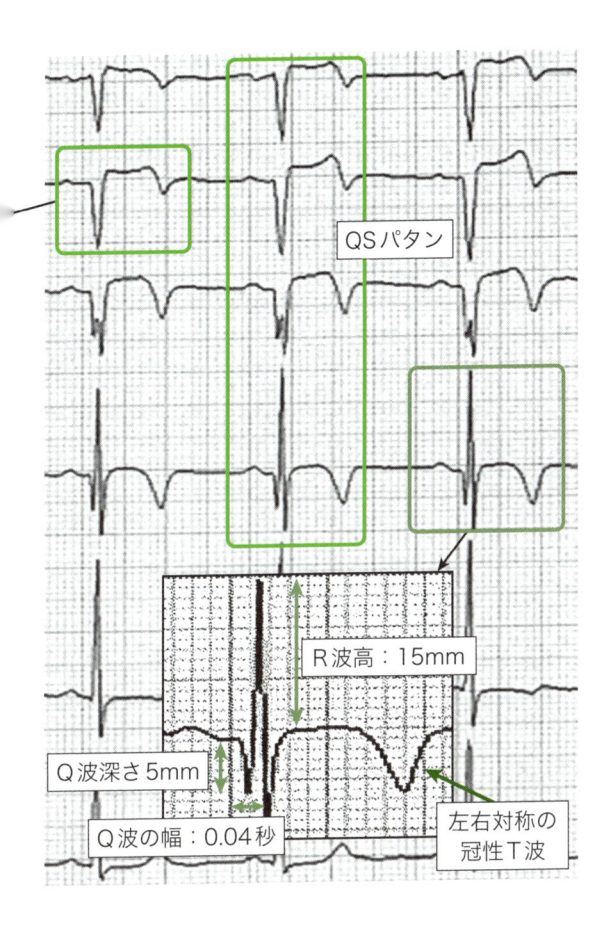

QSパタン

R波高：15mm

Q波深さ5mm

Q波の幅：0.04秒

左右対称の
冠性T波

　さらに，これらの誘導で陰性T波も認め，特にV4では左右対称の典型
的な冠性T波を認めます．
　前壁中隔の陳旧性心筋梗塞の所見で，区分判定はD2になります．

第64問 境界域Q波（B）

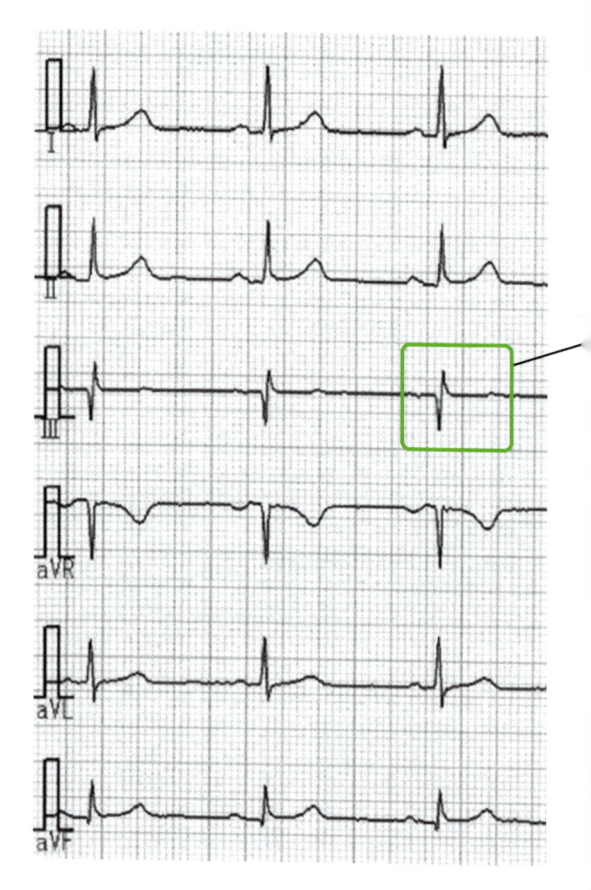

　Ⅲ誘導のQ波はR波の1/4以上の深さがありますが，幅は0.04秒未満のため異常Q波とは診断できません．境界域Q波で，区分判定はB（動脈硬

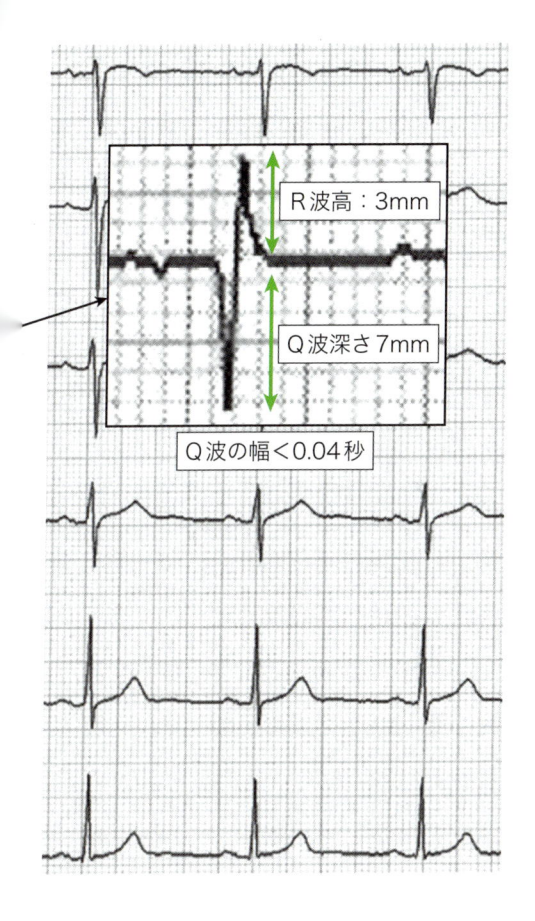

R波高：3mm

Q波深さ 7mm

Q波の幅＜0.04秒

化性疾患危険因子を有している場合にはC1) 判定とします．

心電図所見と判定区分を答えてください.

第65問

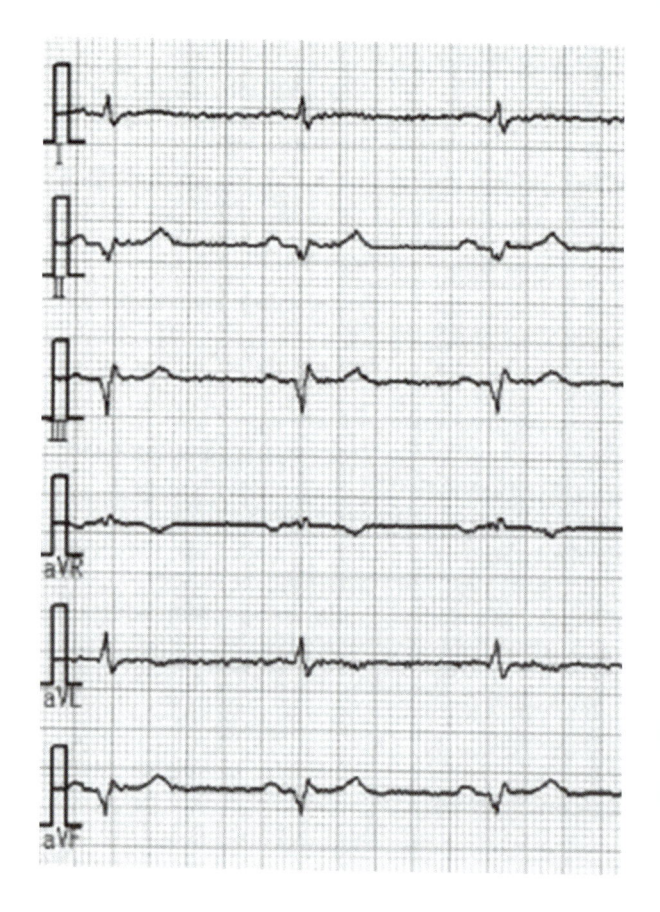

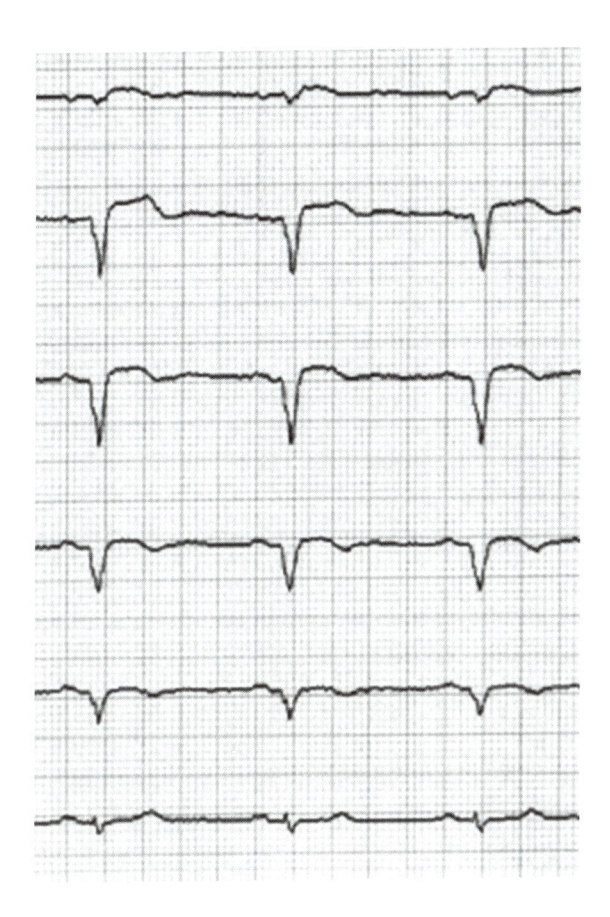

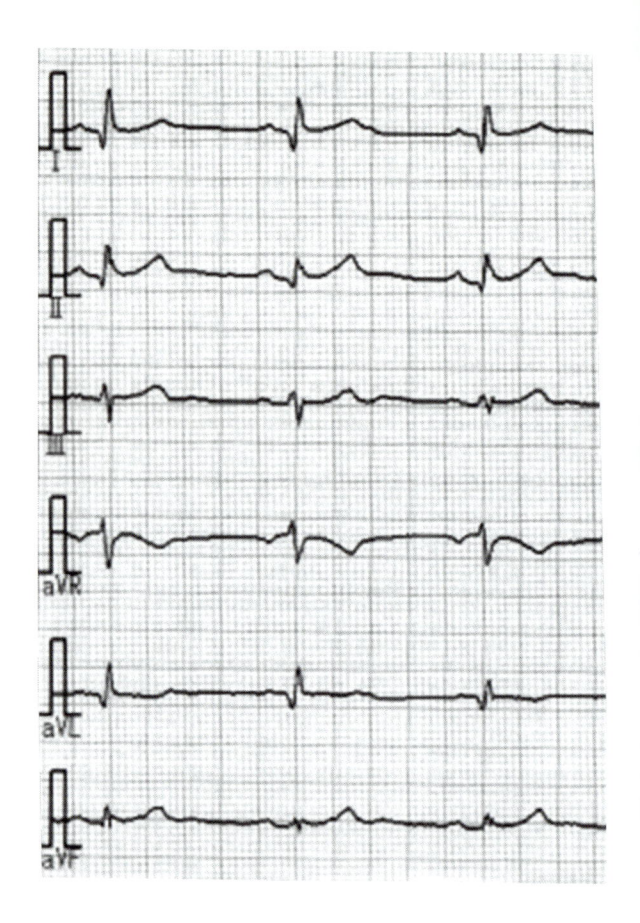

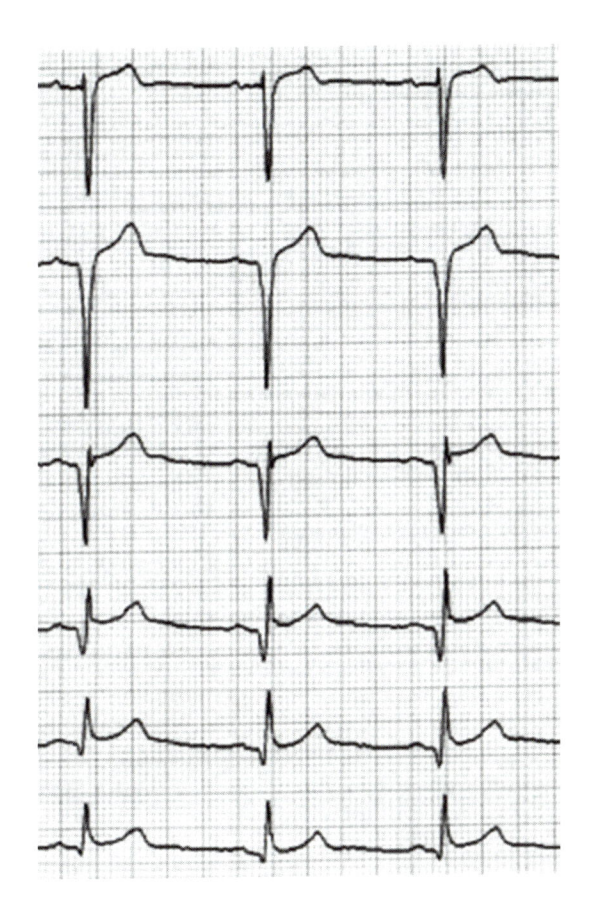

第65問 陳旧性期〜慢性期の広範前壁および下壁梗塞（D2）

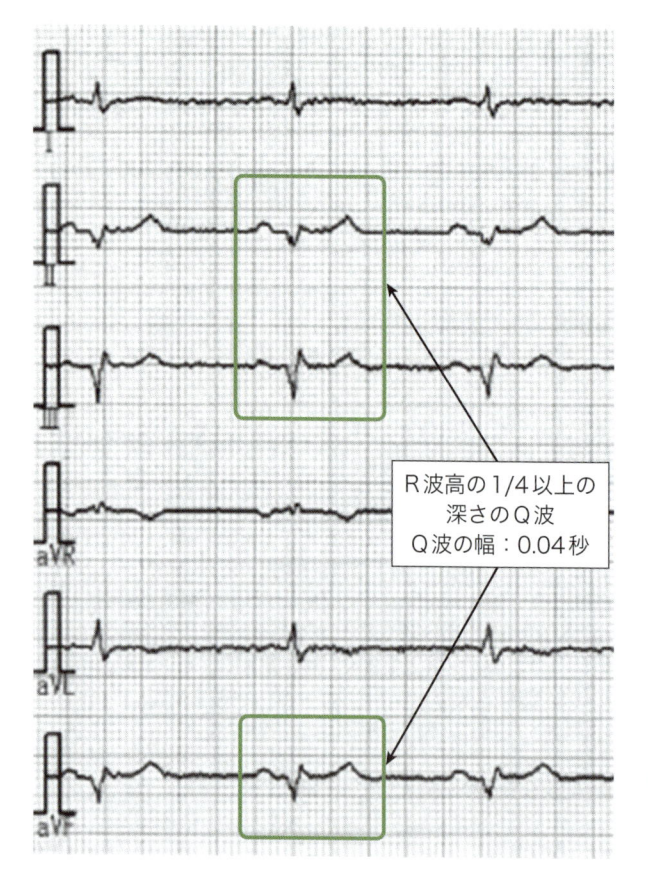

R波高の1/4以上の
深さのQ波
Q波の幅：0.04秒

　V₁〜V₅と胸部誘導の広い範囲にQSパタン（R波の1/4以上のQ波）を認め，その幅は0.06秒と異常Q波の基準を満たします．広範前壁梗塞の所見として問題ありません．

　同時にⅡ・Ⅲ・aVF誘導にもR波の1/4以上の深さで，幅が0.04秒の異

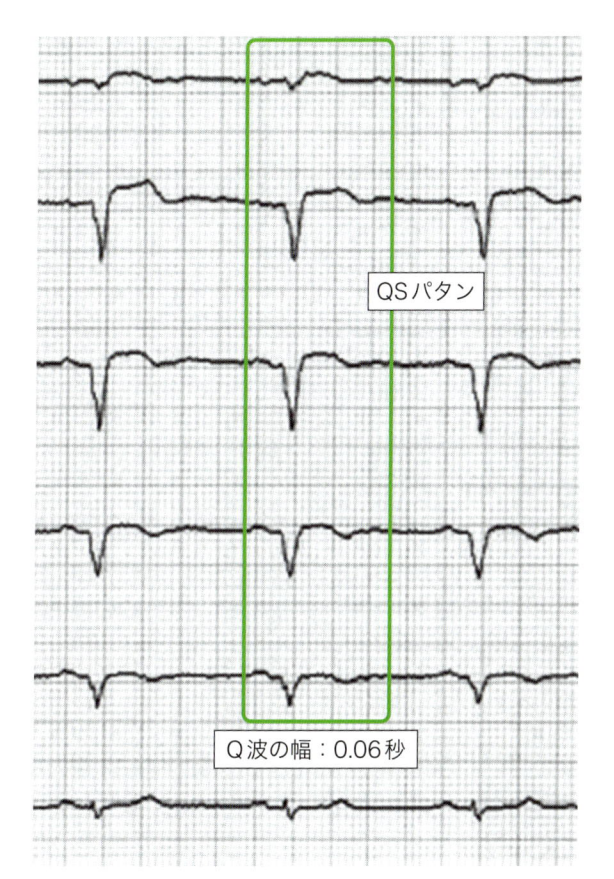

QSパタン

Q波の幅：0.06秒

常Q波を認め，下壁梗塞の所見もあわせて認められます．

　梗塞部の胸部誘導では一部に陰性T波を認めますが，肢誘導では陽性T波です．陳旧性期から慢性期に移行する時期の，広範前壁および下壁梗塞としてよさそうです．区分判定はD2になります．

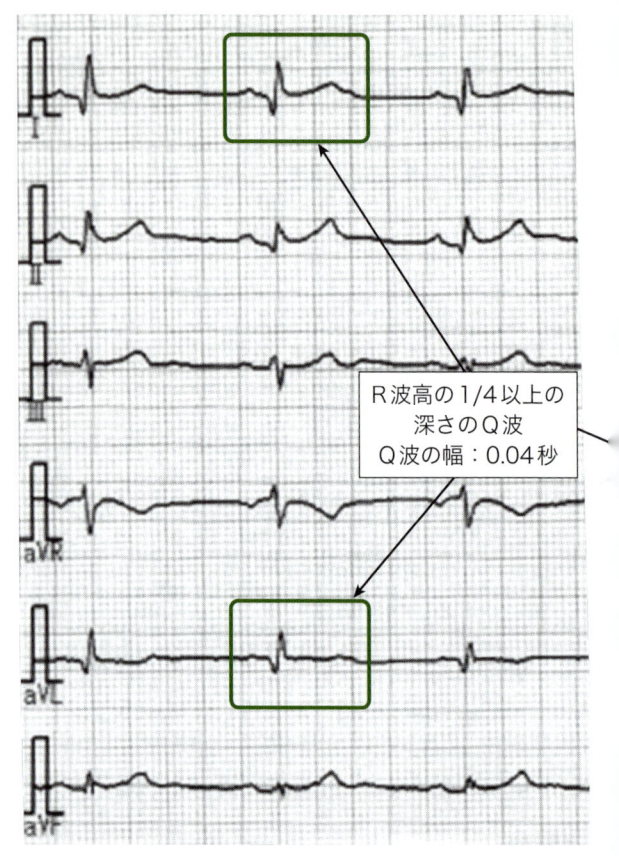

R波高の1/4以上の
深さのQ波
Q波の幅：0.04秒

　　V_2にQSパタンを呈する異常Q波と，V_3〜V_5の胸部誘導にR波の1/4以上の深さで，幅が0.04秒の異常Q波を認めます．

　　前壁中隔から一部側壁への梗塞所見としてよさそうです．

　　同時にI・aV_L誘導にもR波の1/4以上の深さで，幅が0.04秒の異常Q

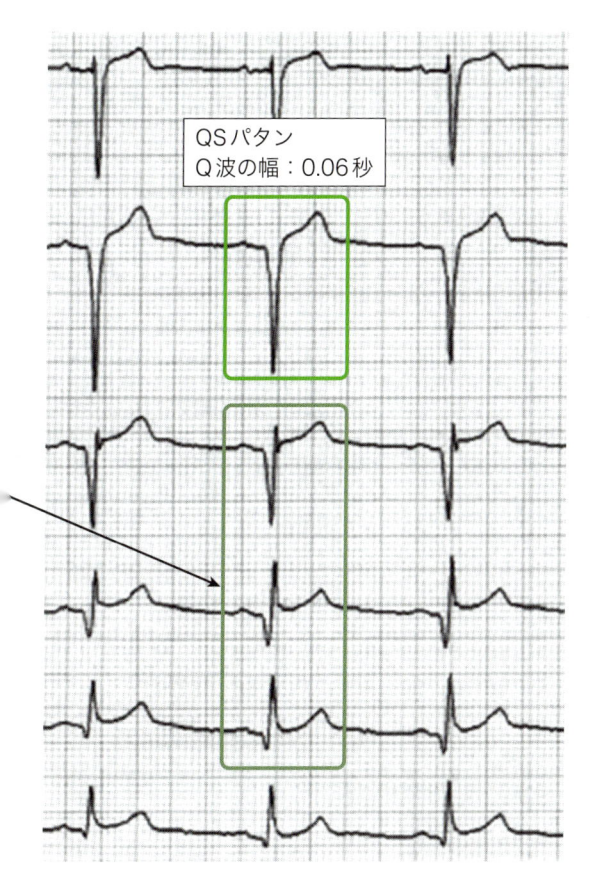

QSパタン
Q波の幅：0.06秒

波を認め，高位側壁梗塞の所見もあわせて認められます．

　梗塞部の誘導のT波は基本的には陽性で，慢性期の前壁中隔から側壁・高位側壁への診断で，区分判定はD2になります．

心電図所見と判定区分を答えてください.

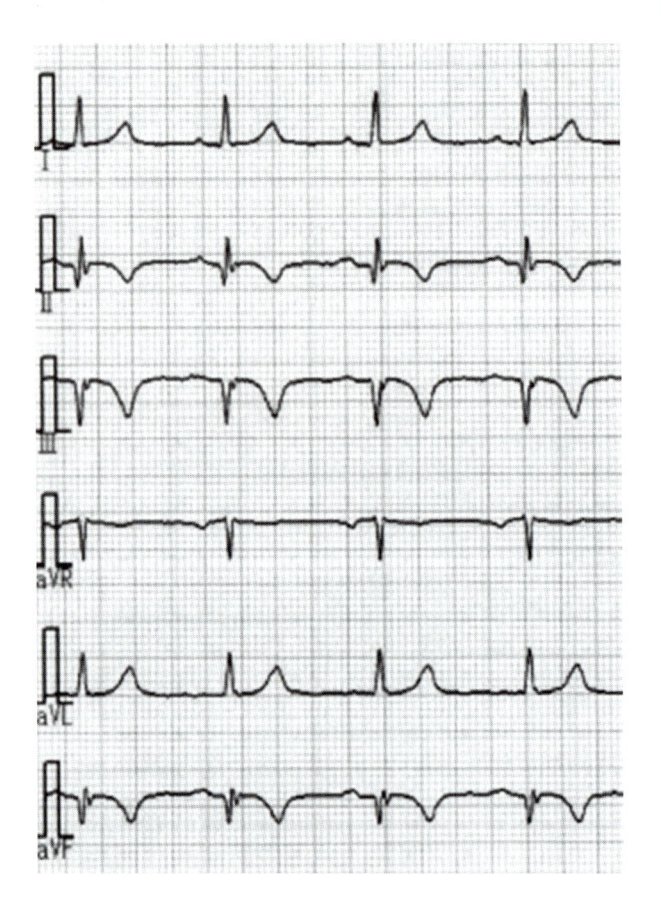

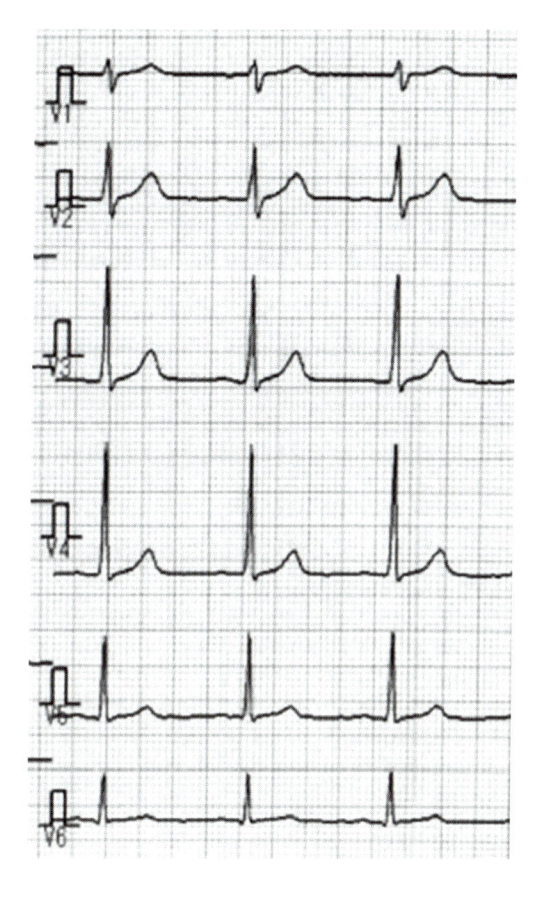

心筋梗塞の鏡像現象

　すでに述べたように「梗塞部位を反映する電極」では，急性期にST上昇と陽性T波が，慢性期にはQ波と冠性T波が記録されます．それでは後壁梗塞のように，「梗塞部位を反映する電極がない」部位の梗塞はどのように評価すればよいでしょうか．

　確かに電極のない後壁梗塞ではこれらの変化は記録されません．しかし，その反対（裏）側の誘導（前壁・中隔）では，急性期にはST低下と陰性T波が，慢性期には高いR波と陽性T波が記録されます．この対側性変化を鏡に写したような状態になることから鏡像現象（mirror image）と呼んでいます．

　後壁梗塞の場合には，V_2を中心に$V_1 \sim V_3$でこの鏡像現象を認めるため，これらの誘導で急性期にはST低下と陰性T波が，慢性期には高いR波（おおむねR/S>1）と陽性T波が記録されます．

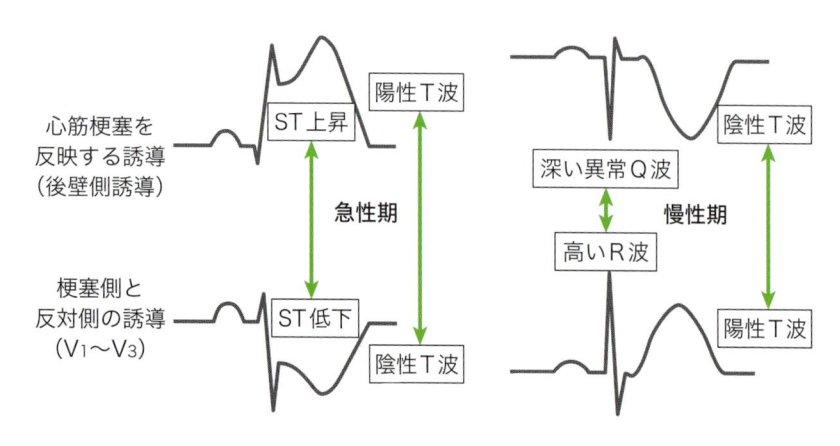

症例集積により提唱された疾患概念

　WPW症候群は1915年にWilsonが迷走神経緊張によるPR間隔の短縮とQRS幅の延長を呈し，それに関連して発作性心頻拍を呈した1例報告に始まります．その後，Weddが同様の症例を6例，Hamburgerが4例を追加報告し，1930年にWolffとParkinsonおよびWhiteがPR間隔の短縮に脚ブロックを伴い発作性の頻拍発作を呈する若年健常人11例を報告して，WPW症候群に関する疾患概念が形成されました．Brugada症候群は多施設からのわずか8症例をまとめることで，特発性心室細動やQT延長症候群との違いを明らかにし，独立した1症候群として認知されようになりました．

　このように10例前後のごく少数例の症例集積に過ぎない検討から，WPW症候群やBrugada症候群という立派な「疾患概念」が提唱されたことは驚くべきことです．これは，WPW症候群では頻拍発作とデルタ波（当初は脚ブロックパタンと認識）が比較的単純に関連付けられたこと，Brugada症候群でも心室細動による失神と右脚ブロックに伴うST上昇の遷延が関連付けられて，少数例の蓄積でもうまく疾患概念が形成されたのでしょう．

　実は，Brugadaらの報告の2年前の1990年に，当時在籍していた大学の関連病院から「いわゆるポックリ病からの生還例と思われる1例」という報告がなされました[1]．ポックリ病という非医学的な表現による曖昧さや，失神の原因が解明されていなかったことから，大学内での評判は芳しくはありませんでしたが，掲載された心電図を見るとV$_1$〜V$_2$の右脚ブロックパタンにST上昇を合併したまさにcoved型のBrugada症候群の波形に他ならないものでした．残念ながら，和文での発表にとどまり，また同様の症例を集積できず，Brugada症候群が本邦発の疾患概念とはなりえませんでした．ただ，教訓として，単なる症例報告といえども，適切な時期に，適切な言語で，適切な学術誌に投稿することで，後に全国・全世界から症例が蓄積し，教科書の一章を形作る疾患概念を形成する可能性があることを学びました．

文献
1）元木賢三：心臓 1990；22：1221-6．

第**67**問 陳旧性期の下後壁梗塞（D2）

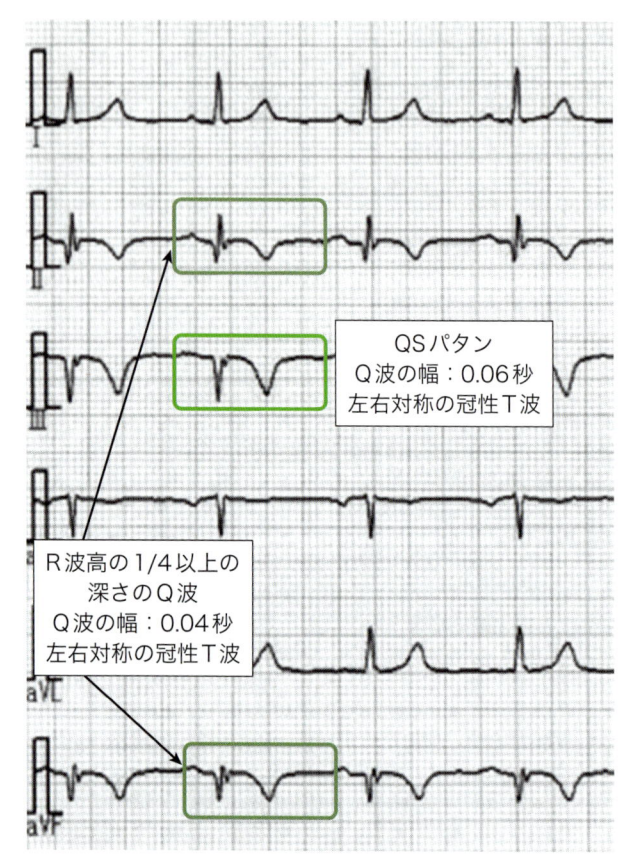

QSパタン
Q波の幅：0.06秒
左右対称の冠性T波

R波高の1/4以上の
深さのQ波
Q波の幅：0.04秒
左右対称の冠性T波

　Ⅲ誘導にQSパタンと冠性T波を認め，Ⅱ・aV$_F$誘導にもR波の1/4以上の深さで，幅が0.04秒の異常Q波と冠性T波を認めます．陳旧性期の下壁梗塞の所見としてよさそうです．

　また，V$_2$・V$_3$誘導にはR/S＞1の高いR波（後壁側のQ波の鏡像）と左右

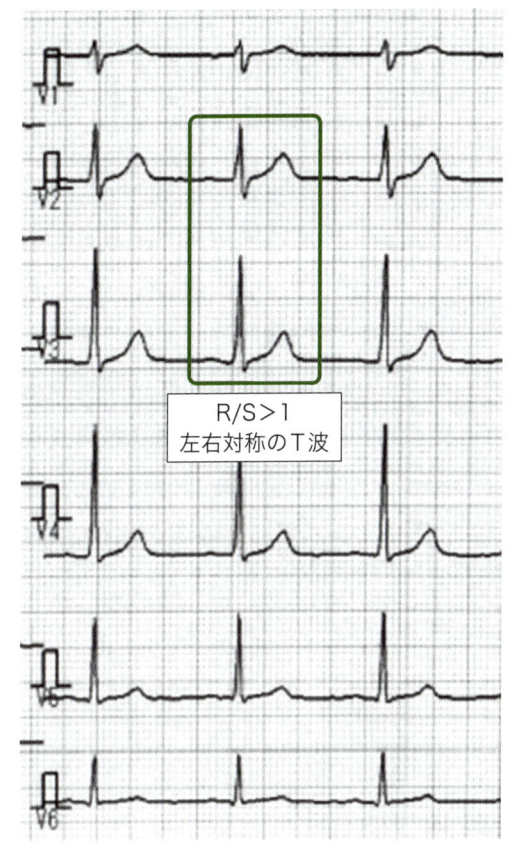

R/S>1
左右対称のT波

対称のT波（後壁側の冠性T波の鏡像）を認めます．これは，陳旧性期の後壁梗塞の所見と考えられます．

　陳旧性期の下後壁の心筋梗塞の診断で，区分判定はD2で問題ないでしょう．

心電図所見と判定区分を答えてください.

第68問

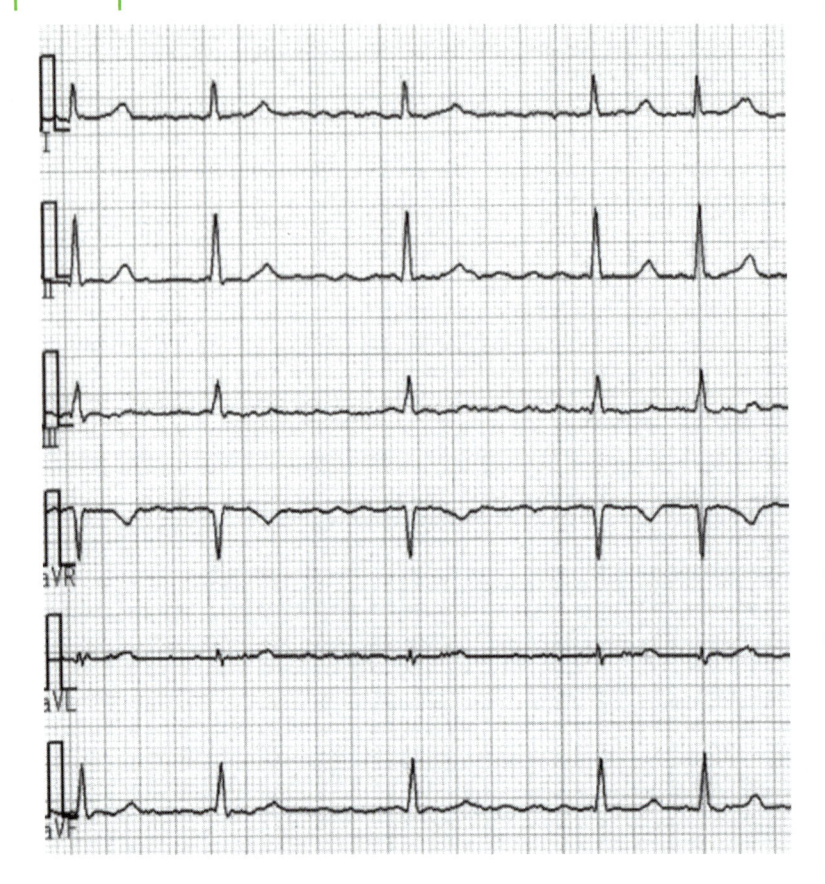

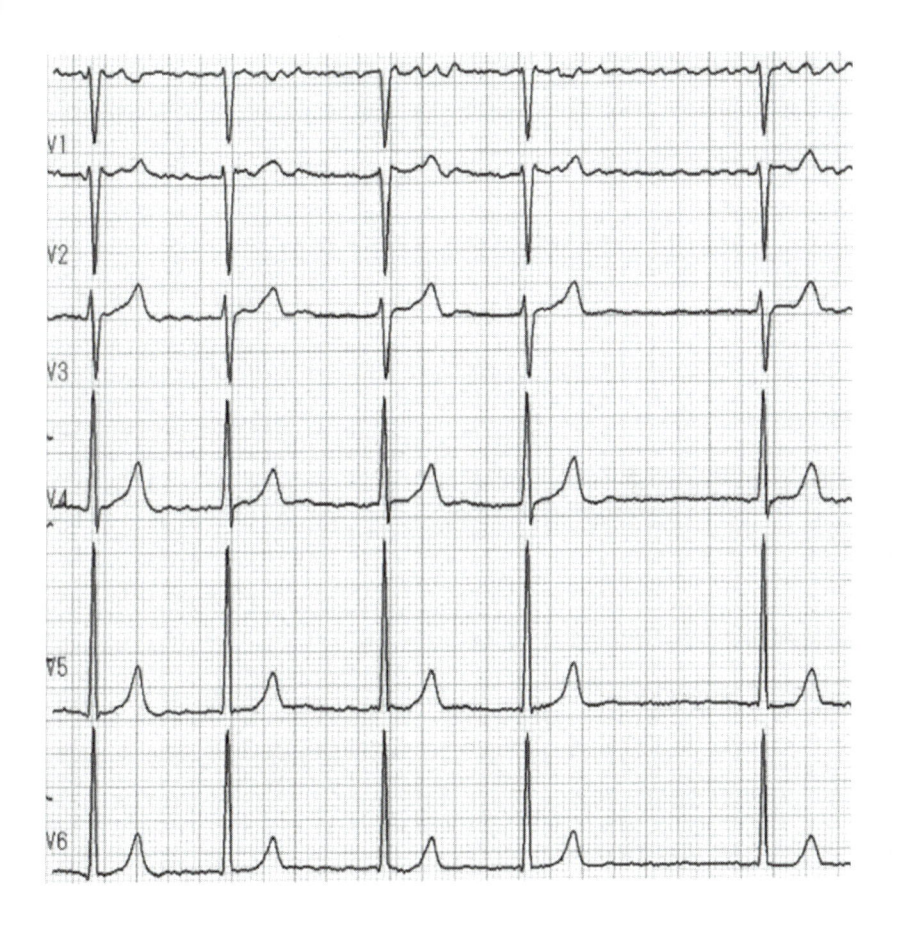

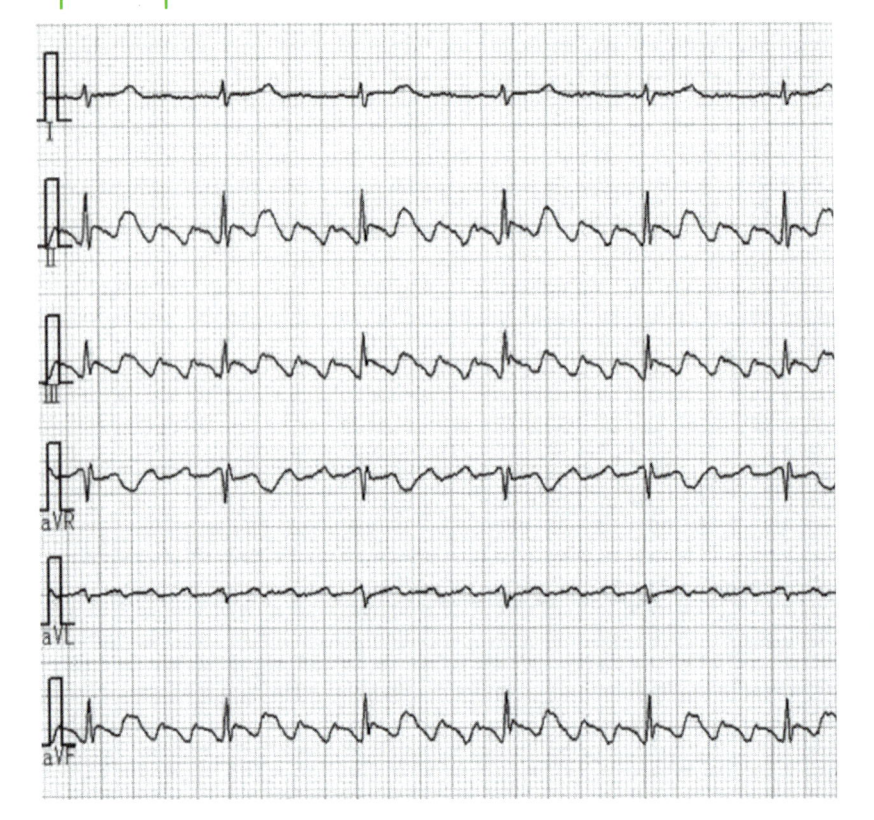

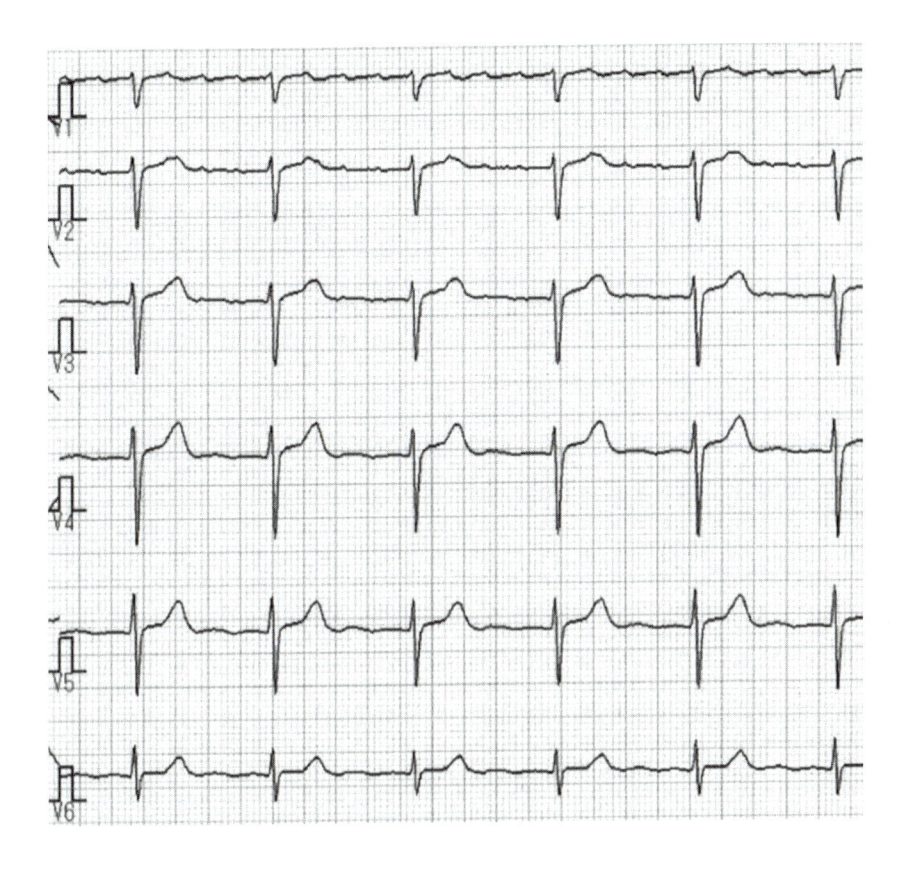

心房細動と心房粗動の解説

　心房細動では心房内の多数の異所性焦点から電気刺激が発生します．この異所性焦点からの刺激はf波として記録されます．f波はP波の評価に適したV₁やⅡ誘導で見やすいようですが，その頻度は1分間に300〜500に及ぶため，基線が揺れているだけのように記録されます．これだけの頻度ですから，すべての刺激が房室結節以下に伝わるわけではありません．f波の何割程度が，どのタイミングで心室に伝わるかによって心拍数は変化し，そして心拍も不規則になります．なお，房室結節を通過した刺激は，ヒス束以下の刺激伝導系を正常に通るので，QRSの幅は狭く正常の波形を呈します．

　したがって，心電図の特徴は，①P波を認めず，心房からの異所性の電気刺激であるf波の出現，②RR間隔が不規則に変動する正常パタンのQRS波，の2点になります．

　心房細動では心房の収縮や拡張がなくなるため，心房から心室への拍出効率が悪くなり，心臓全体のポンプとしての効率が低下します．特に頻脈性の心房細動では，しばしば心不全を併発します．

　2023年版マニュアルでの心房細動の判定区分はD判定ですが，心房細動には不整脈としての調律異常の問題だけでなく，心房内血栓の原因となり，全身性の塞栓源となるためD1判定が妥当と考えます．

心房粗動の心電図もP波がなく，代わりに鋭いのこぎりの歯のように（鋸歯状）基線が規則的に揺れています．この鋸歯状の揺れを心房細動のf波に対してF波と呼ぶこともあり，II，III，aV$_F$誘導でよく観察することができます．

　F波の刺激頻度は1分間に250〜350ですので，心房興奮がすべて伝導された場合には高度な頻拍となり，心拍出量の低下による意識消失を来すことがあります．通常は伝導比が2：1や4：1などの偶数比で伝導されることが多いようです．心房粗動時も心房細動時と同様に，通過した刺激は房室結節からヒス束以下の刺激伝導系を正常に通って幅の狭いQRSを呈します．

　心房粗動も心房細動と同様に，脈不整や頻拍だけの問題ではなく，全身性の塞栓源となるためD1判定が妥当と考えます．

	判定区分
心房細動	D1
心房粗動	D1

第68問 心房細動（D1）

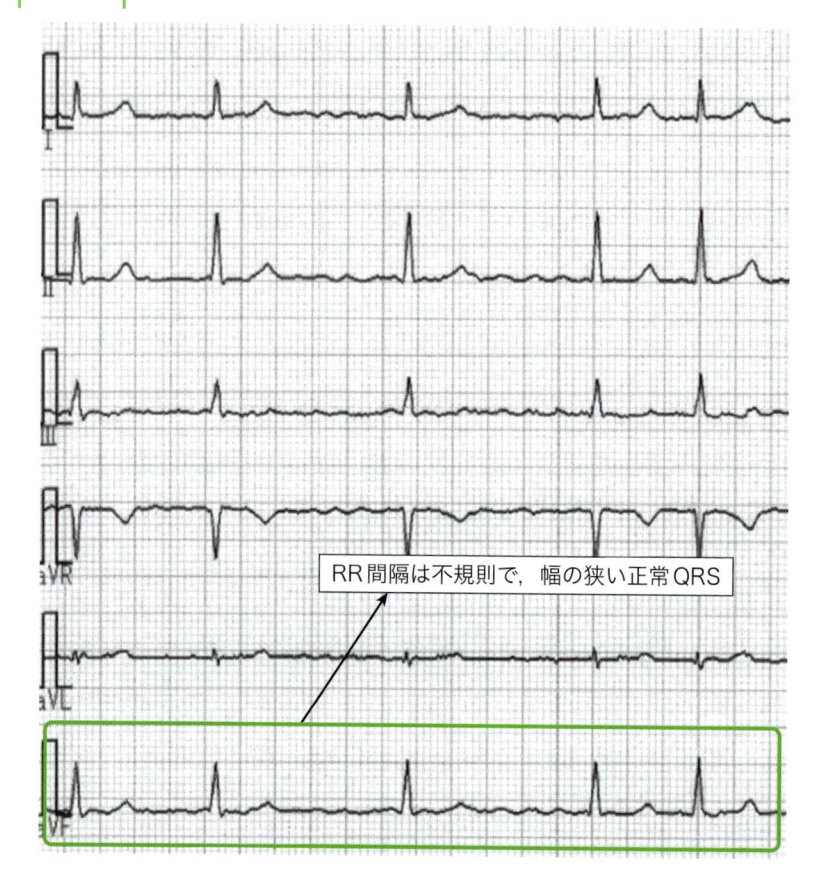

RR間隔は不規則で，幅の狭い正常QRS

　P波ではなくf波が出現しており，RR間隔が不規則に変動する幅の狭い
正常パタンのQRS波を認めることから，心房細動と診断できます．
　判定区分はD1になります．

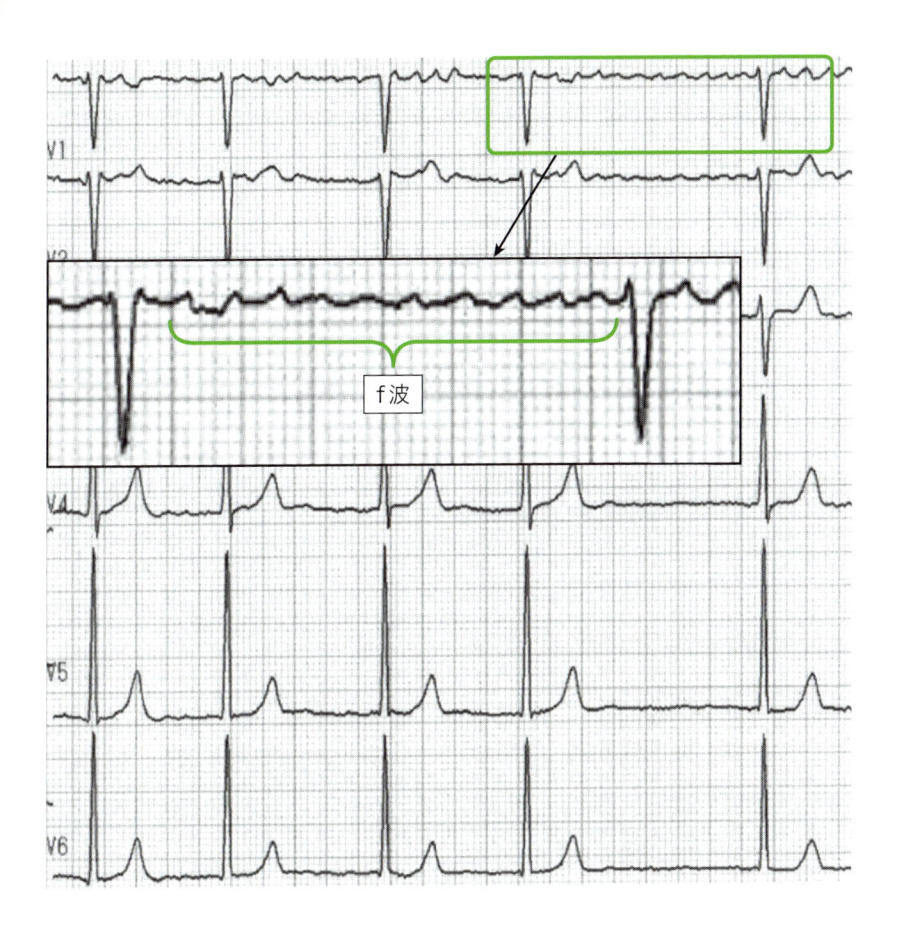

f波

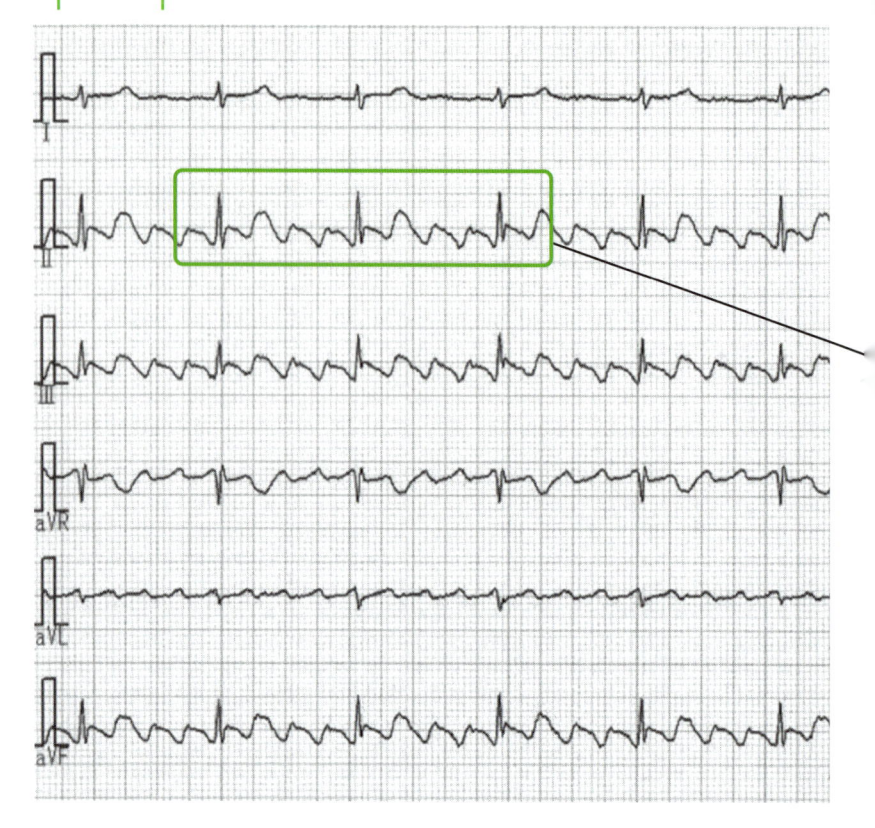

　　Ⅱ誘導に鋸歯状のF波と，正常で幅の狭いQRSを認め，心房粗動と診断
できます．

　　心房粗動も心房細動と同様に，D1判定で問題ありません．

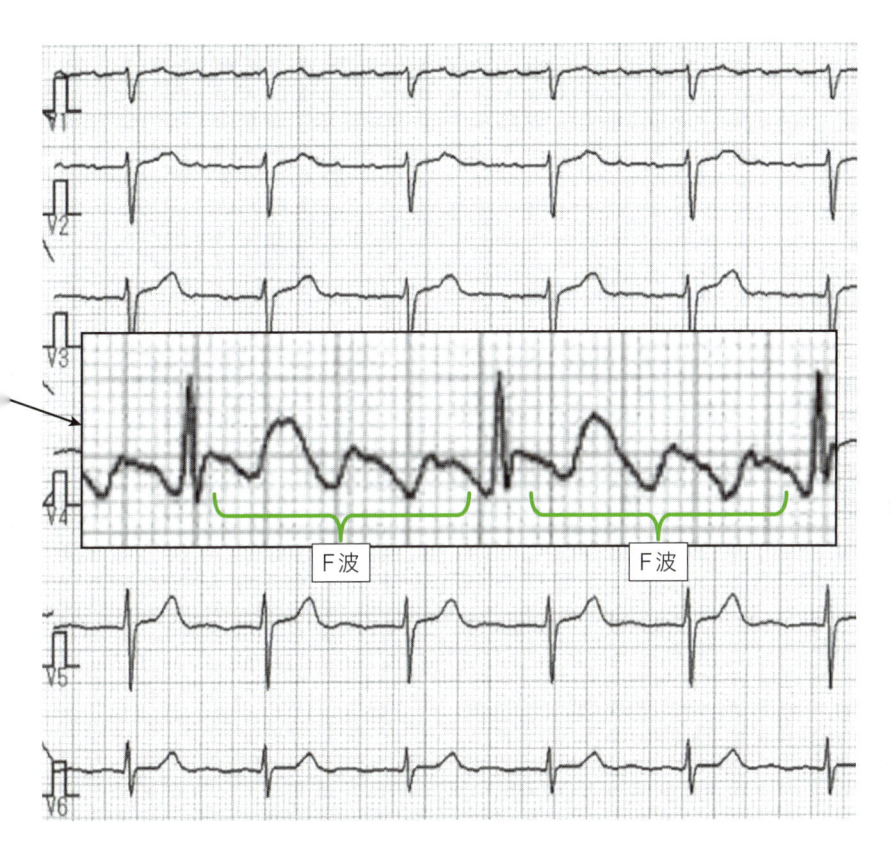

F波

F波

心電図所見と判定区分を答えてください.

第70問

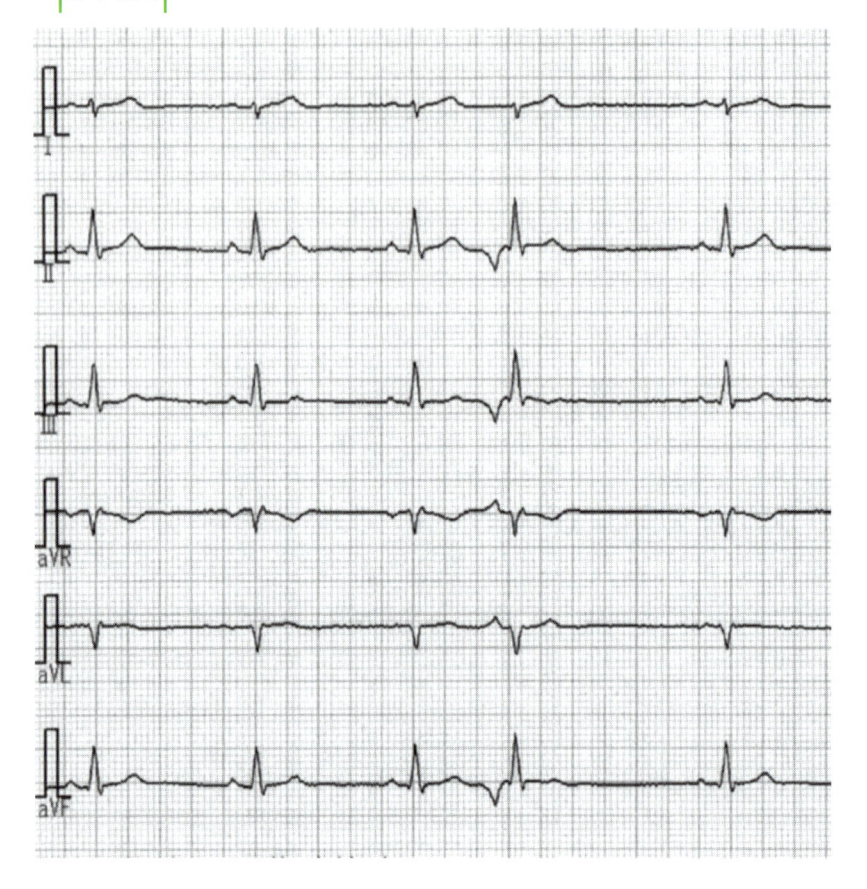

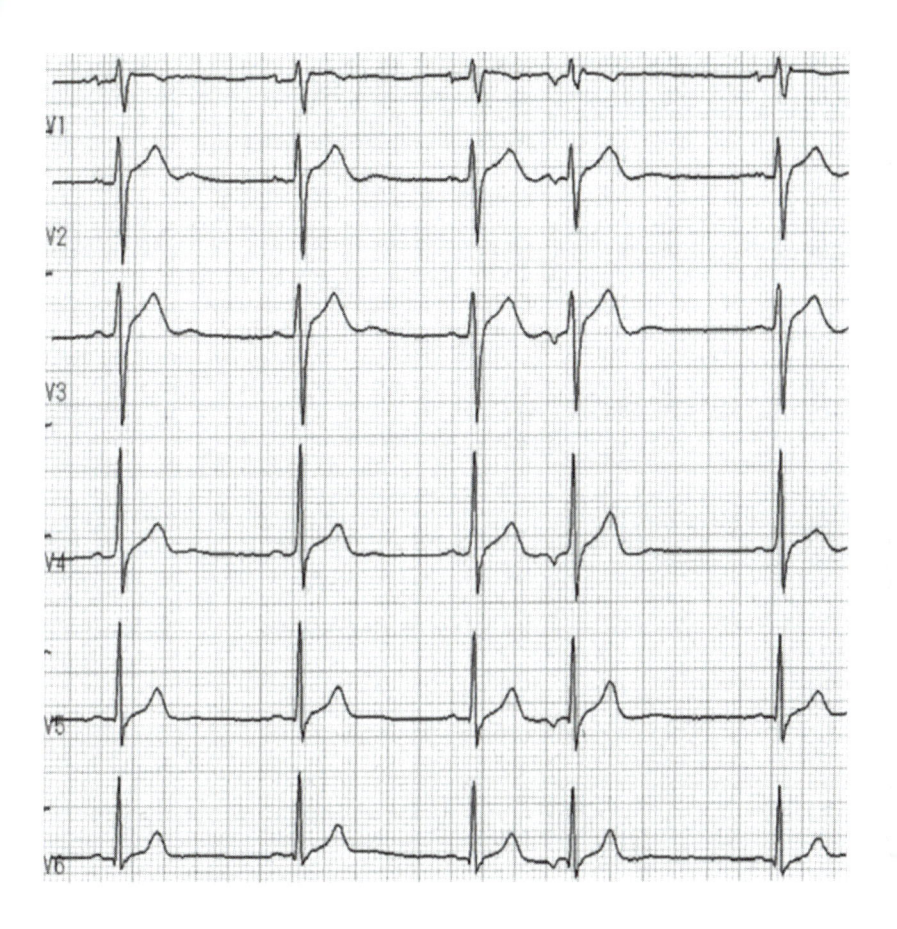

233

第71問

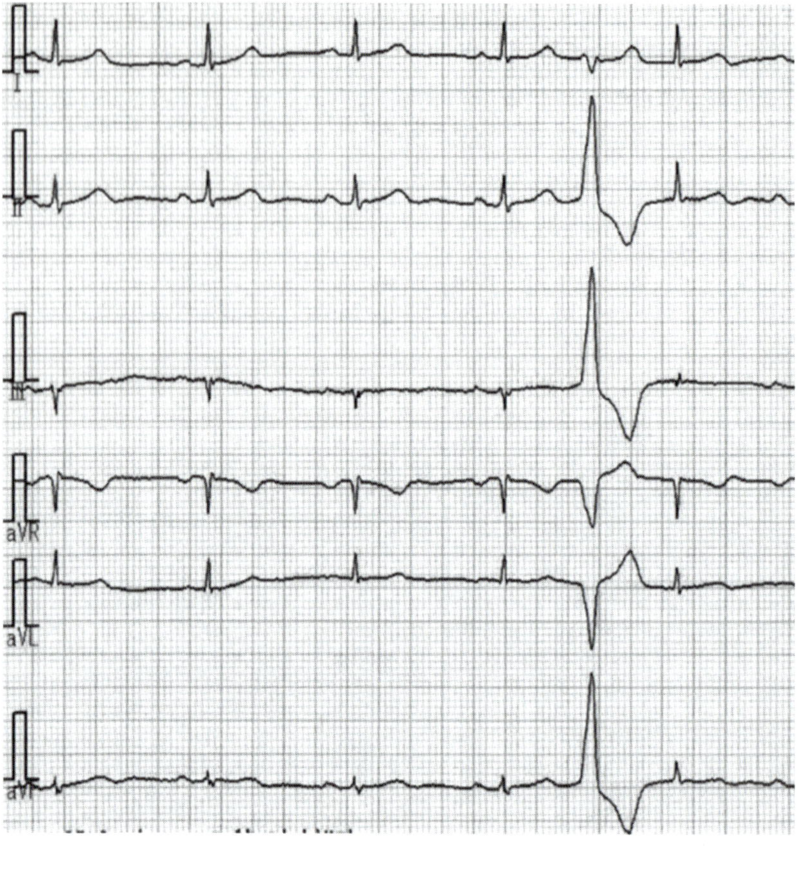

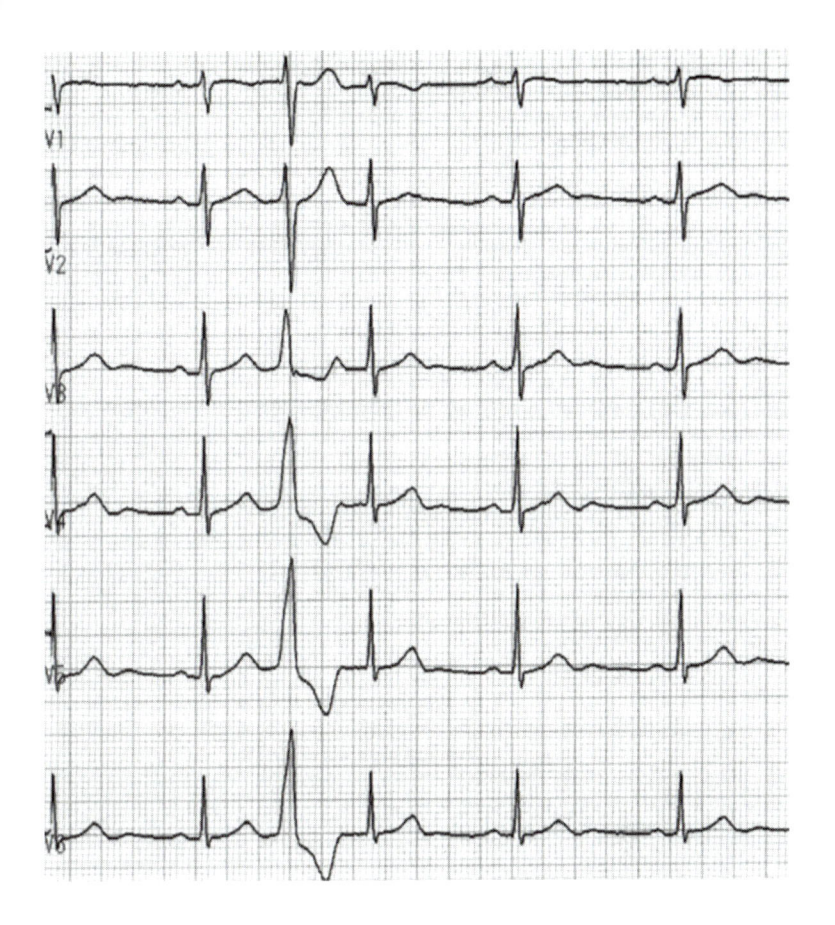

期外収縮の解説

　まず，図を2つ示します．いずれも矢印のQRSは先行するQRS波形と同じかどうかは別にして，予期されるQRSよりも早いタイミングで出現しています．この「予期される心拍よりも早いタイミングで出現した心拍」を「期外収縮」といいます．

　期外収縮の電気刺激の発生源が心房（または房室結節）であれば，刺激は房室結節を経由してヒス束からプルキンエ線維を通って心室を興奮させるため，左図のようにQRSの形は正常になります．このような期外収縮を，異所性刺激の発生源が心房を含む房室結節よりも上位の興奮に基づくものと考えて，「上室期外収縮」と呼びます．

　期外収縮の前に洞性P波とは異なるP波を認めることがあります．

　一方，異所性刺激の発生源が心室の場合には，心筋内の刺激伝播速度は刺激伝導系よりも遅いので，右図のようにQRS波は正常QRSに比べて幅が広く，奇妙な形を呈します．このような期外収縮を「心室期外収縮」と呼びます．

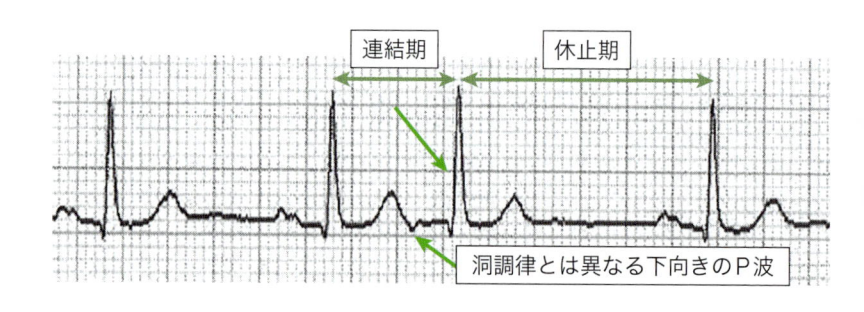

連結期　　　休止期

洞調律とは異なる下向きのP波

また，期外収縮直前の正常洞調律波形と期外収縮との間隔を連結期と呼び，期外収縮と次の正常洞調律波形との間隔を休止期といいます．このような期外収縮を「休止期を伴う期外収縮」といい，左図が相当します．

　一方，基本調律の間に期外収縮が入り，休止期を生じない期外収縮を「間入性期外収縮」と呼び，右図が相当します．

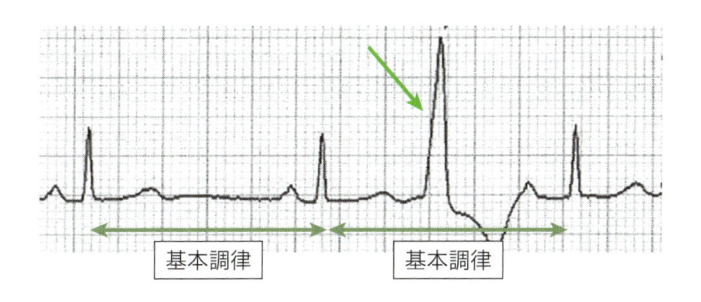

段脈，連発の解説

　正常調律に対して期外収縮が一定の割合で規則的に繰り返す病態を「段脈」といいます．正常収縮と期外収縮が交互に見られる場合を2段脈，正常収縮2つに1つの期外収縮が認められる場合を3段脈と呼び，同様に4つに1つを4段脈，5つに1つを5段脈といいます．

　上室期外収縮の2段脈と心室期外収縮の3段脈の心電図を下に示します．

2段脈

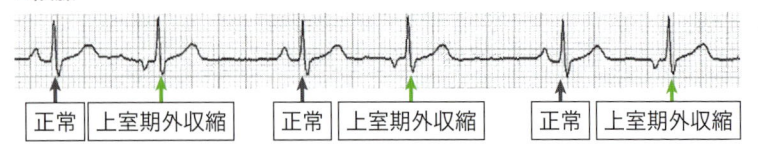

| 正常 | 上室期外収縮 | 正常 | 上室期外収縮 | 正常 | 上室期外収縮 |

3段脈

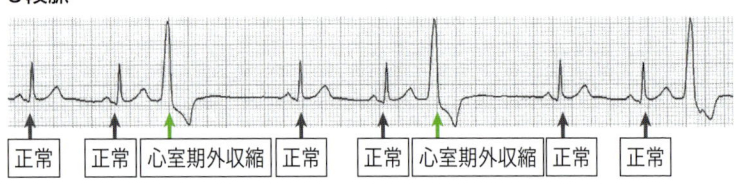

| 正常 | 正常 | 心室期外収縮 | 正常 | 正常 | 心室期外収縮 | 正常 | 正常 |

　2023年版マニュアルでは，「段脈」について，判定区分に関する特別なカテゴリーを設けてはいません．したがって，基本的には「頻発」に準じて判定することが妥当でしょう．

期外収縮が連続することを「連発」と呼び，2つの期外収縮の連続を2連発（couplet），3つの期外収縮の連続を3連発（triplet）と呼びます．また，慣例的に数連発のものをshort runと呼ぶことがあります．

　上室期外収縮の2連発および心室期外収縮の3連発と7連発（short run）の心電図を下に示します．

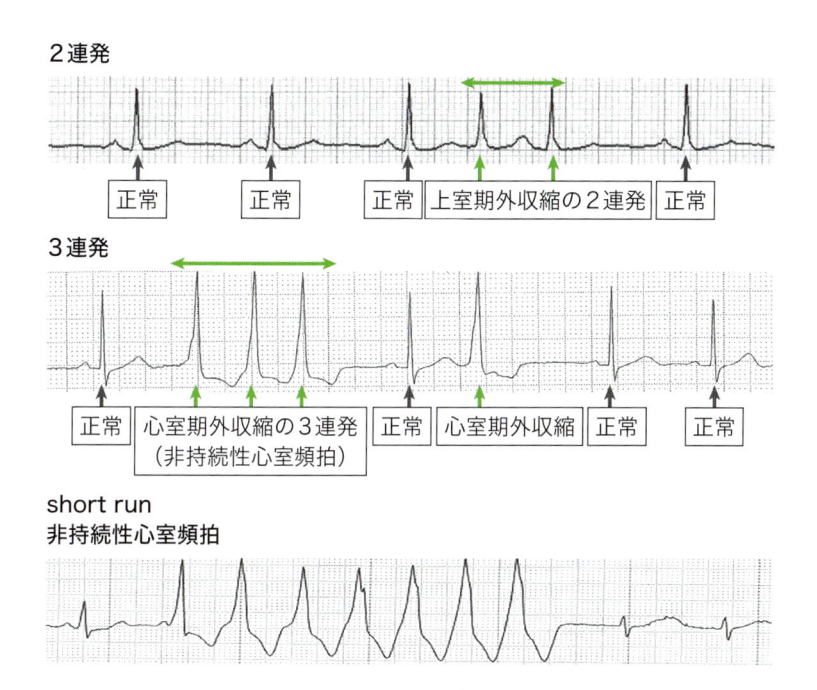

2連発

| 正常 | 正常 | 正常 | 上室期外収縮の2連発 | 正常 |

3連発

| 正常 | 心室期外収縮の3連発（非持続性心室頻拍） | 正常 | 心室期外収縮 | 正常 | 正常 |

short run
非持続性心室頻拍

　上室期外収縮が3連発以上で心拍数が100拍/分以上の場合には「上室頻拍」と定義し，心室頻拍（心室期外収縮が3連発以上）が30秒以上持続する場合を「持続性」，「30秒未満」の場合を非持続性と定義しています．

上室期外収縮・心室期外収縮

　期外収縮の判定区分について解説します．2023年版のマニュアルでは，「上室期外収縮」，「心室期外収縮」ともに，通常の心電図記録において単発（連発しない）で2個以下の記録であれば，B判定とし，重篤な基礎心疾患がある場合や，動悸・息切れなどの自覚症状を伴う場合にはC（C1）判定としています．上室・心室期外収縮の頻発（単発で3個以上の記録）の場合にもC判定としており，基本的にはC1と考えますが，「心室期外収縮」では「頻発」の程度によってはC2〜C3判定も考慮します．

　上室期外収縮の連発では，2連発もしくは3連発以上のショートランは，C判定（連発の頻度によってC1〜C3）とします．ただし，重篤な基礎心疾患がある場合，動悸・息切れなどの自覚症状を伴う場合には，D（D2）判定とし，3連発以上で心拍数が100拍／分以上の場合にも「上室頻拍」と診断してD（D2）判定とします．

　心室期外収縮でも2連発までは上室期外収縮と同様にC判定（連発の程度によってC1〜C3）とし，基礎疾患や自覚症状を伴う場合にはD2判定とします．しかし，3連発以上であれば心室頻拍と診断してD判定とします．

　このとき，心室頻拍（下図）が，30秒以上持続する場合を持続性，30秒未満の場合を非持続性と呼ぶことはすでに述べたとおりで，持続性心室頻拍はD1判定，非持続性心室頻拍ではその出現頻度によってD1またはD2判定とします．

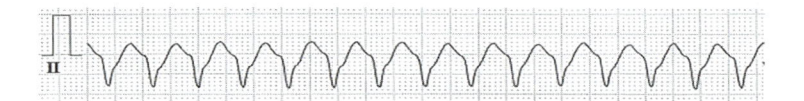

	判定区分	備考
単発の上室/心室期外収縮	B	
	C1	基礎疾患や自覚症状がある場合
頻発の上室/心室期外収縮	C1	心室期外収縮の場合，頻発の程度によってはC2〜C3も考慮
連発の上室期外収縮	C1〜C3	
	D2	基礎疾患や自覚症状がある場合
上室頻拍：3連発以上の上室期外収縮	D2	100拍/分以上
2連発の心室期外収縮	C1〜C3	
	D2	基礎疾患や自覚症状がある場合
心室頻拍：3連発以上の心室期外収縮	D1	持続性：30秒以上※
	D1〜D2	非持続性：30秒未満

※健診などで30秒以上心電図を記録することはまれですが，通常の心電図記録ですべての記録が心室頻拍である場合には，便宜的に持続性心室頻拍と診断します．

　また，形の異なる期外収縮が1つの心電図に現れている場合を「多形性心室期外収縮」と呼びます．多形性心室期外収縮の例を示します．致死的不整脈を誘発しやすいハイリスクな心電図の1つです．

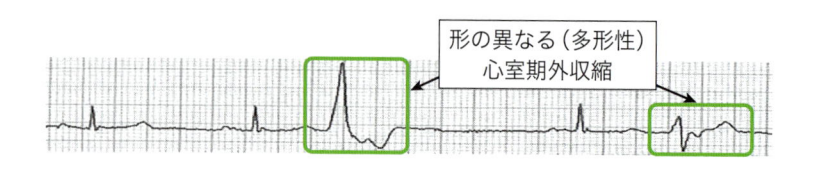

形の異なる（多形性）
心室期外収縮

　「多形性心室期外収縮」では，C（期外収縮の頻度によってC2〜C3）判定とし，基礎心疾患や自覚症状を伴う場合には，D（D2）判定とします．

	判定区分	備考
多形性心室期外収縮	C2〜C3	
	D2	基礎疾患や自覚症状がある場合
R on T型の心室期外収縮	D1〜D2	

さらにハイリスクな心室期外収縮として，期外収縮がＴ波の直上に落ちるＲ on Ｔ型もあります．

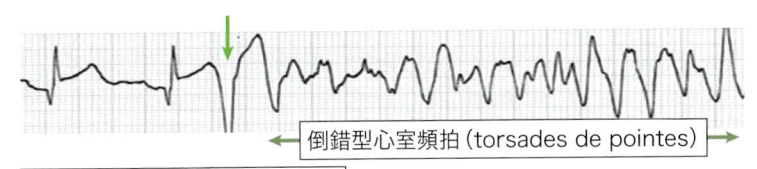

倒錯型心室頻拍（torsades de pointes）

Ｔ波が基線に戻る前（下行脚）に
心室期外収縮が出現

　不応期の観点から見るとＴ波に相当する再分極の時期は，まだ不応期の中にある心筋や不応期を脱している心筋が混在しており，その興奮性はまちまちです．このように「収縮可能な心筋」と「収縮不可能な心筋」が混在する時期に心室期外収縮が出現すると，ある細胞は収縮し，ある細胞は収縮せず，心臓全体で統一された収縮ができません．これはとりもなおさず心室細動であり，ポンプ機能が果たせない危険な状態です．

　図では，Ｒ on Ｔ型の心室期外収縮が倒錯型心室頻拍（torsades de pointes）を惹起しています．自然停止することもありますが，心室細動に移行して突然死に至ることもある危険な不整脈の一つです．

　「Ｒ on Ｔ型の心室期外収縮」の判定区分はD2（期外収縮の頻度によってはD1）判定で問題ありません．

第70問　上室期外収縮　単発（B）

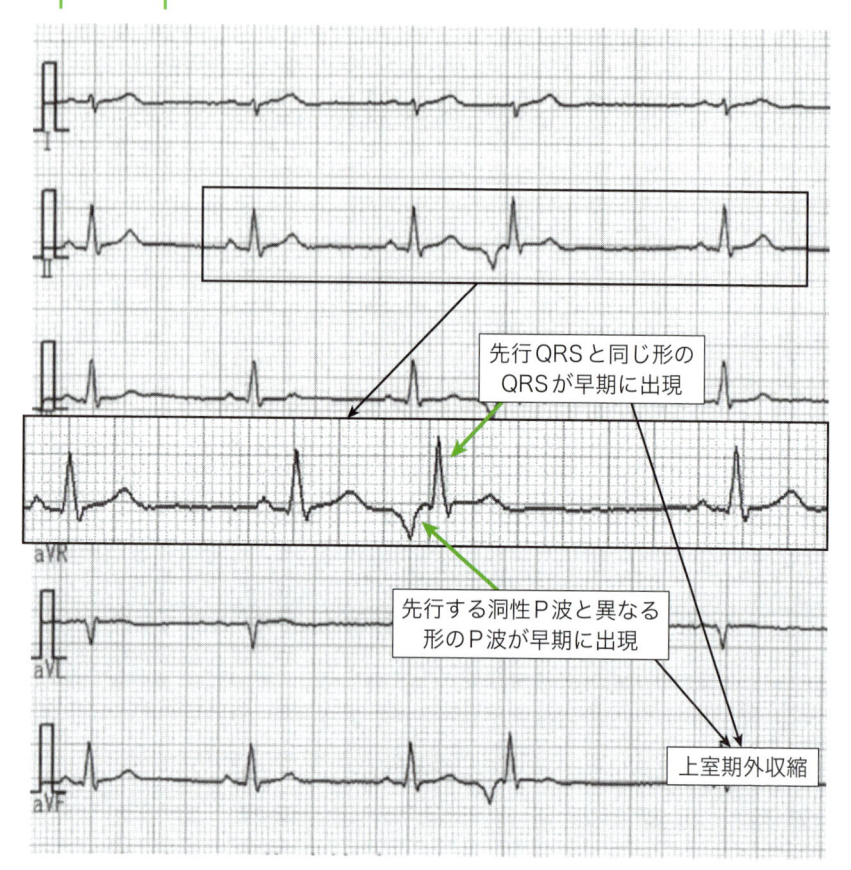

先行QRSと同じ形の
QRSが早期に出現

aVR

先行する洞性P波と異なる
形のP波が早期に出現

aVL

上室期外収縮

aVF

　予期される心拍よりも早いタイミングで出現する期外収縮を認めます．
洞性P波と異なるP波と幅の狭い正常のQRSを認めるため，上室期外収
縮と診断できます．単発で2個記録されているのみですので，B判定と

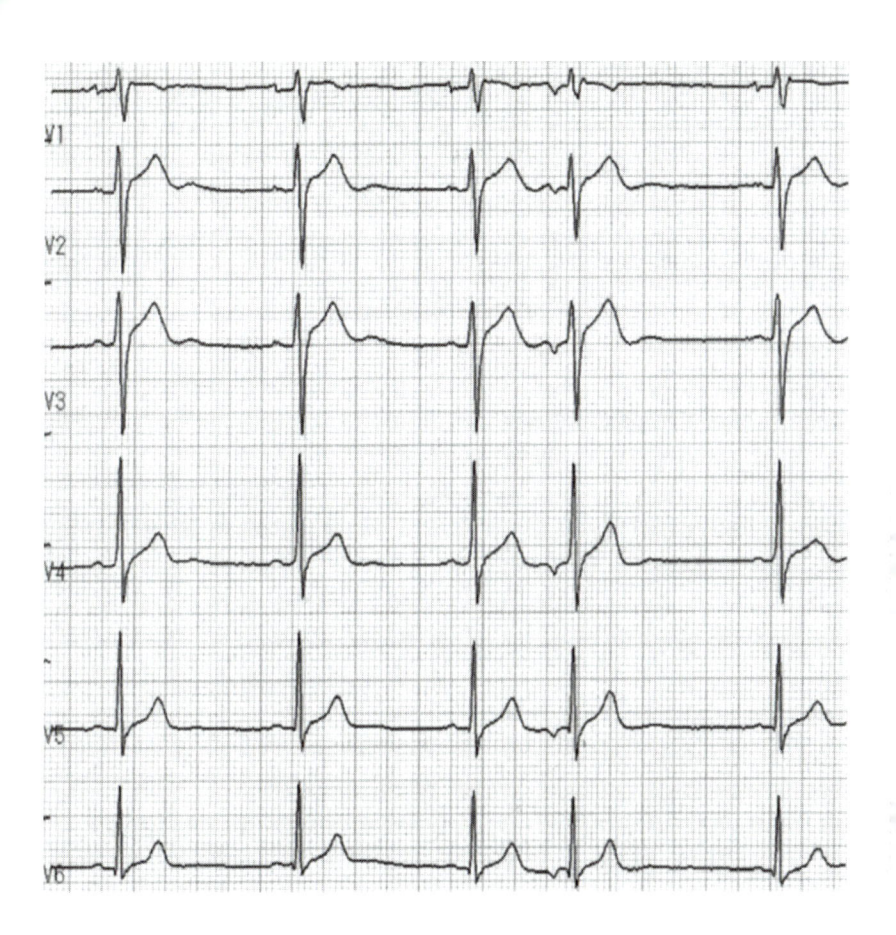

し，重篤な基礎心疾患がある場合や，動悸・息切れなどの自覚症状を伴う
場合には，C（C1）判定とします．

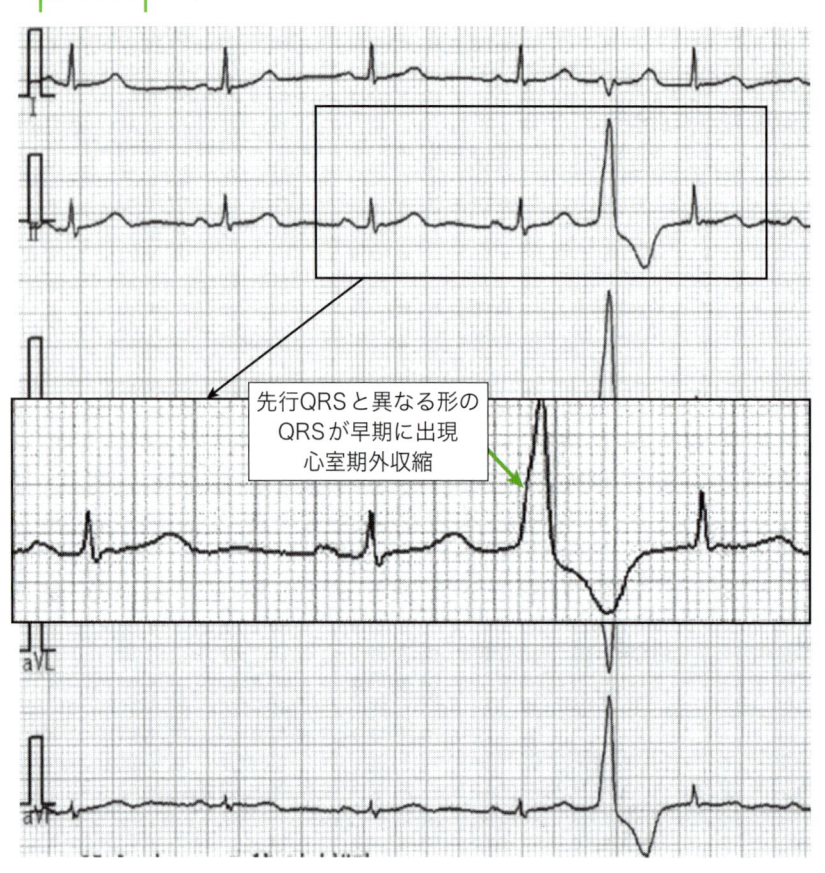

先行QRSと異なる形の
QRSが早期に出現
心室期外収縮

　　予期される心拍よりも早いタイミングで出現する期外収縮を認めます．
QRSの幅が広く，心室期外収縮と診断できます．単発で2個記録されてい

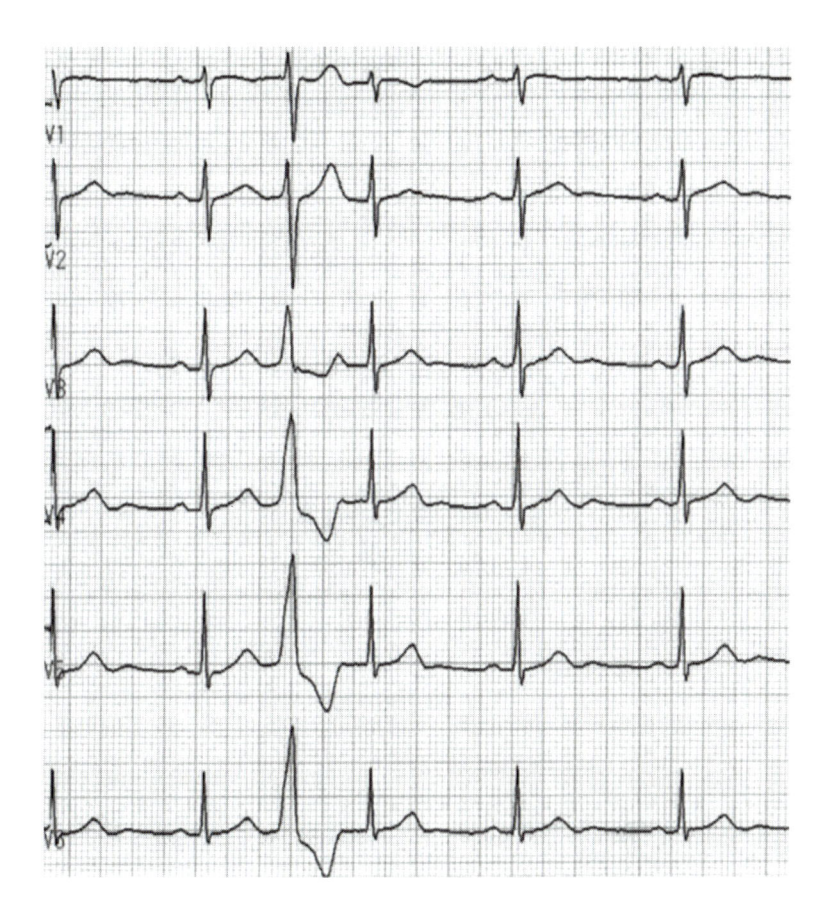

るのみですので，B判定とし，重篤な基礎心疾患がある場合や，動悸・息切れなどの自覚症状を伴う場合には，C（C1）判定とします．

心電図所見を答えてください.

第72問

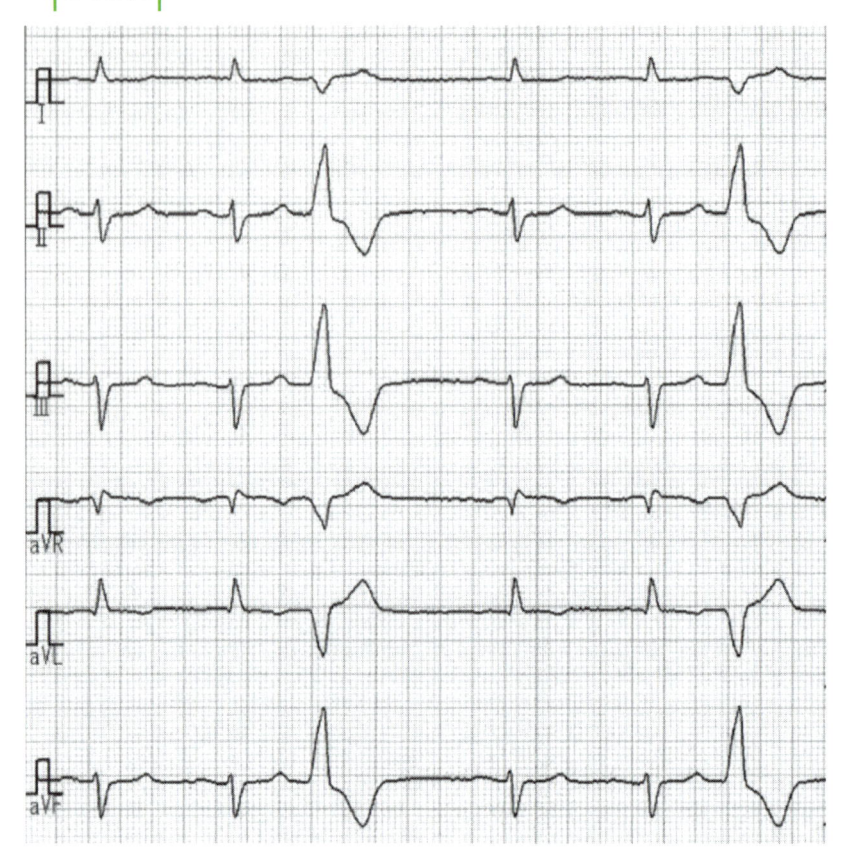

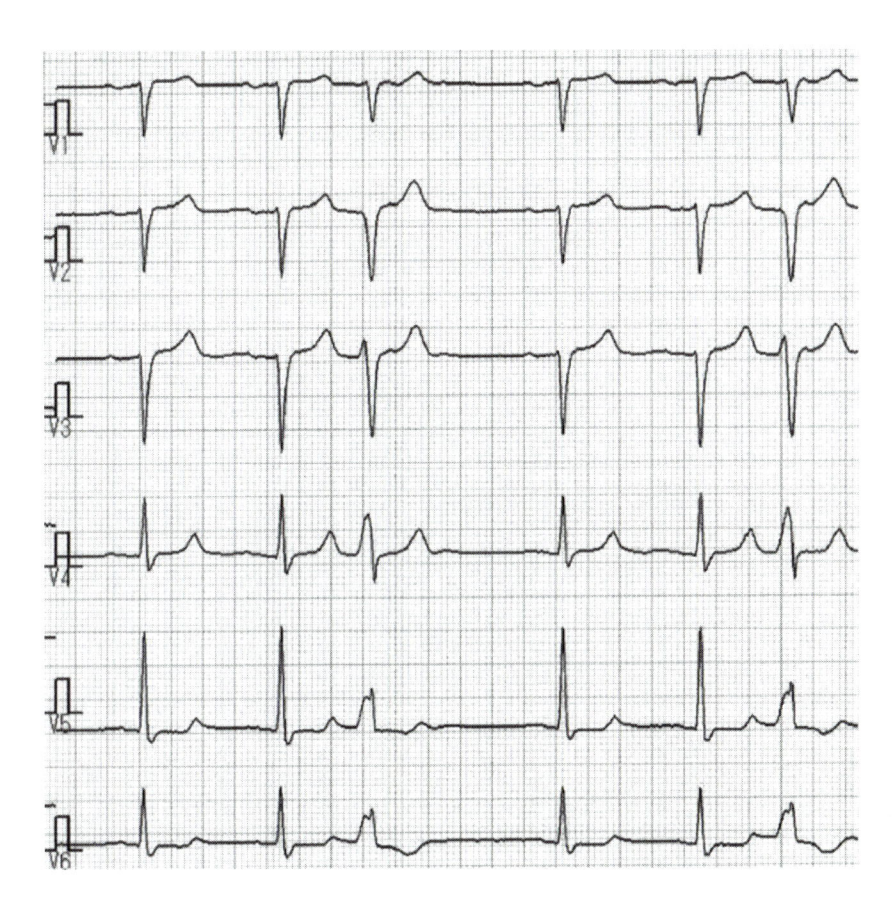

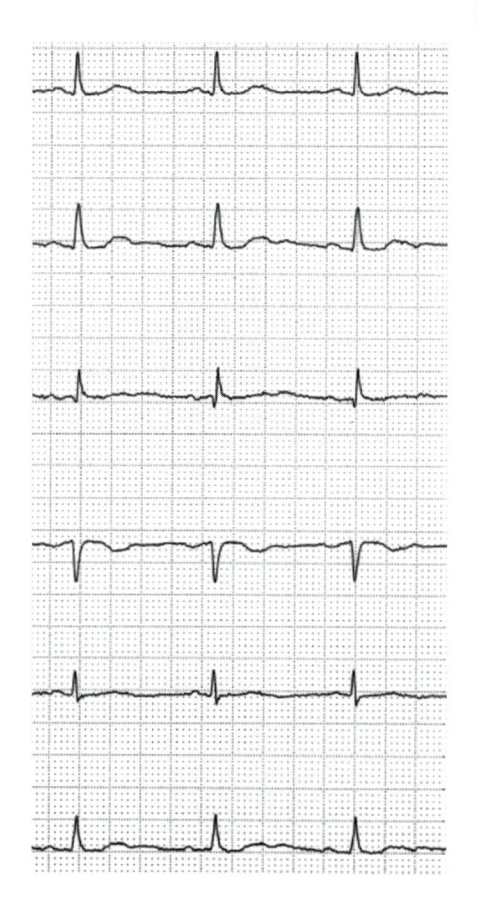

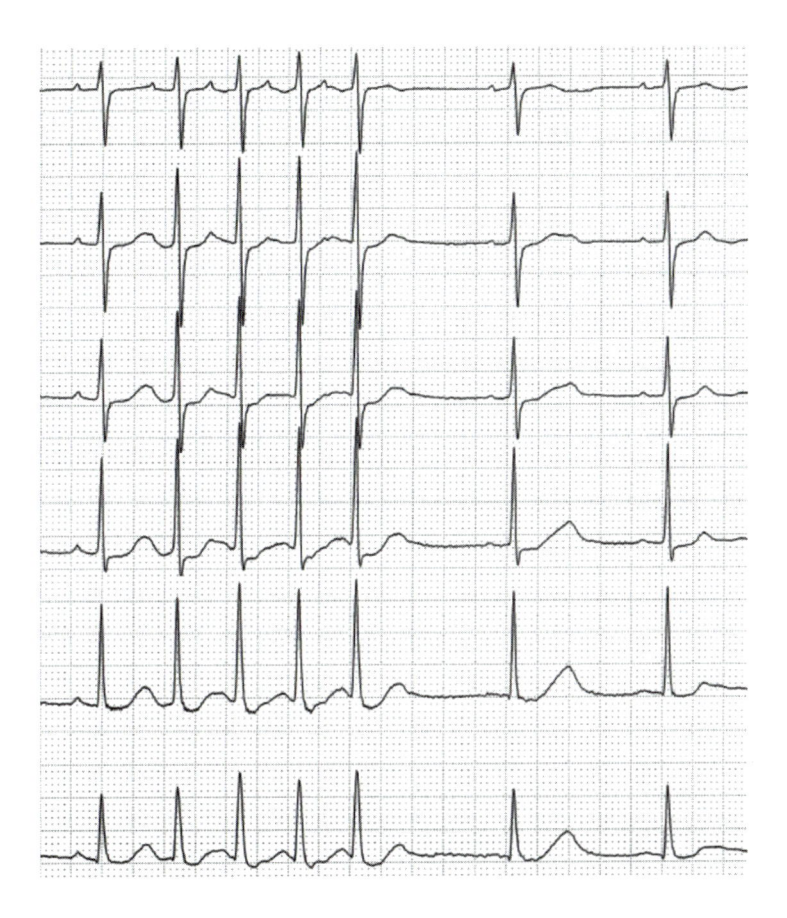

第72問 心室期外収縮　頻発（C1）

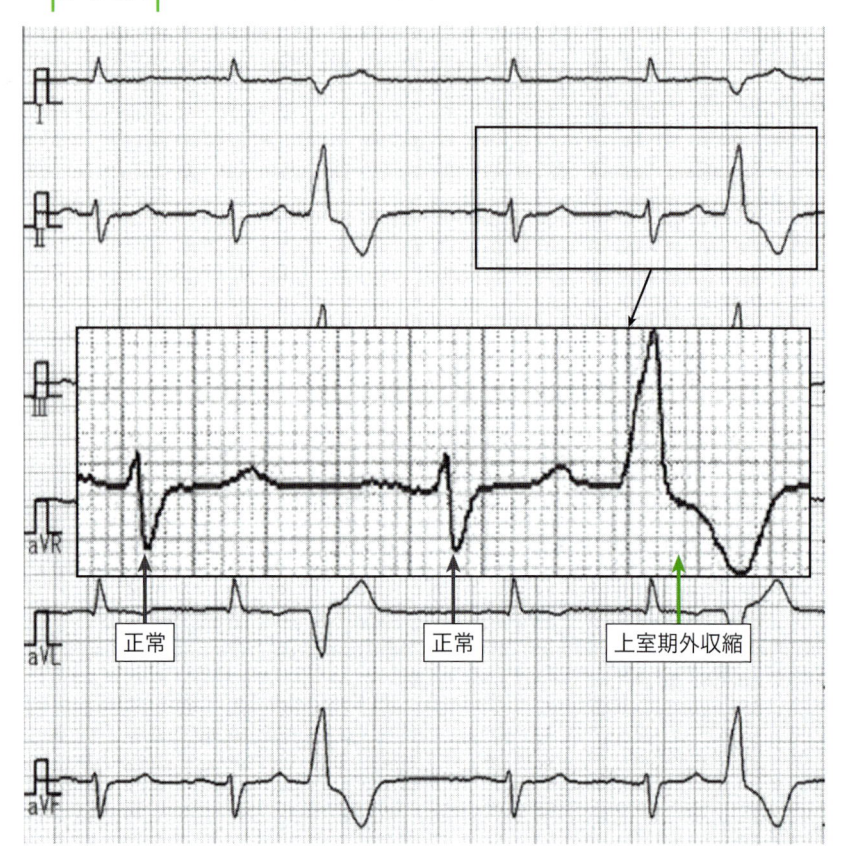

正常　　　　　　　正常　　　　　　　上室期外収縮

　　期外収縮が3個以上記録されており，しかもQRS幅は広く正常とは程遠い形状です．また，正常収縮2つに1つの期外収縮が認められる3段脈を呈しており，心室期外収縮の頻発と診断できます．

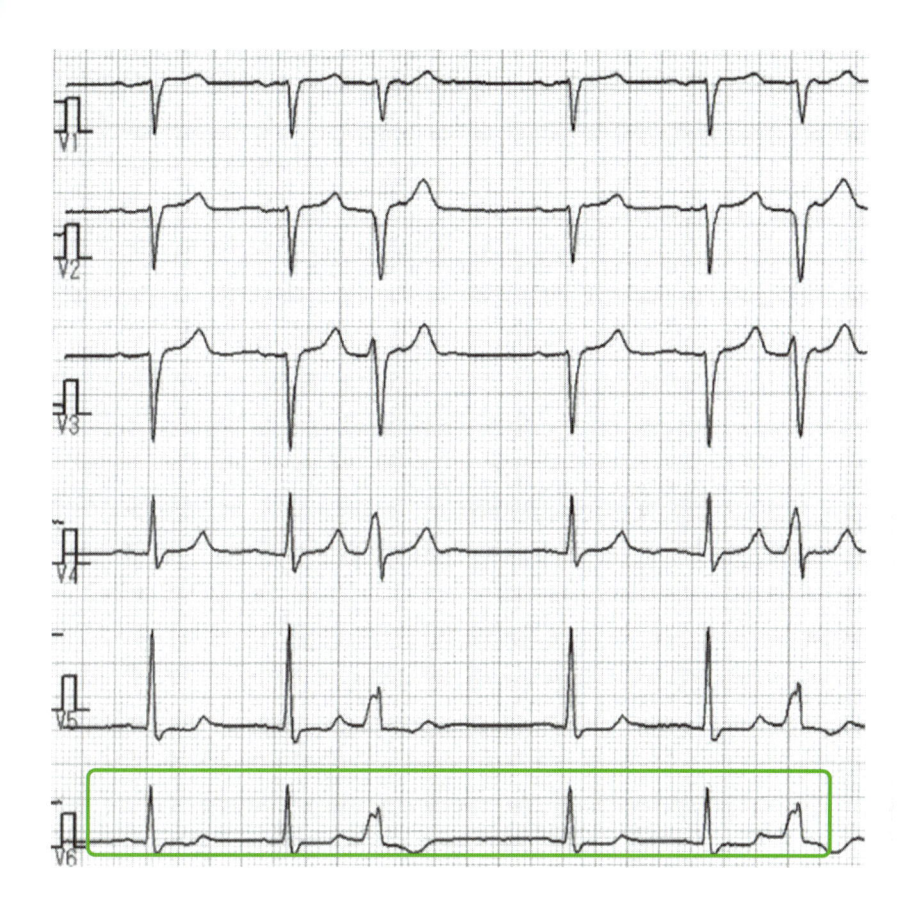

　C1判定としますが，重篤な基礎心疾患がある場合や，動悸・息切れな
どの自覚症状を伴う場合には，D（D2）判定とします．

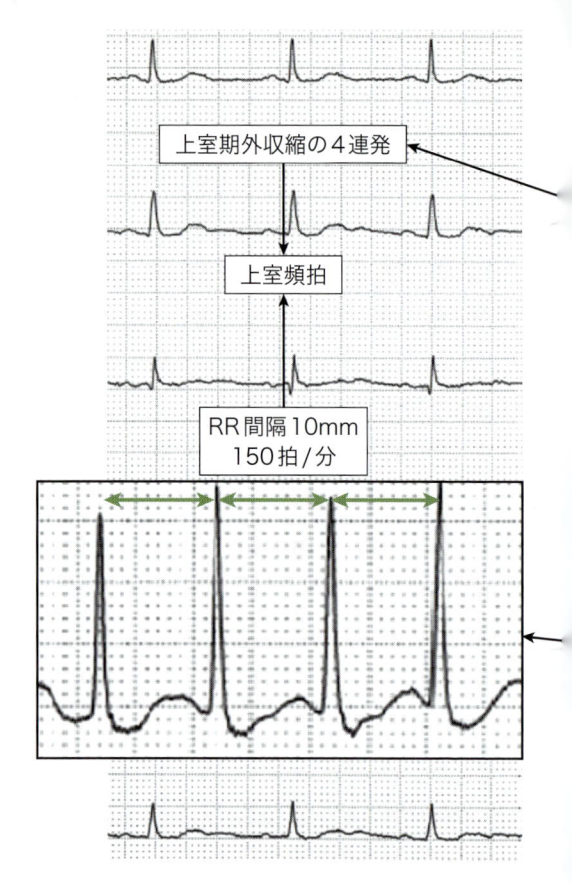

上室期外収縮の４連発

上室頻拍

RR間隔10mm
150拍／分

　期外収縮が４つ連続して記録されており，しかもQRS幅は狭く正常と同じ形状です．

　上室期外収縮の４連発の所見で，しかも心拍数は150拍／分と計算される

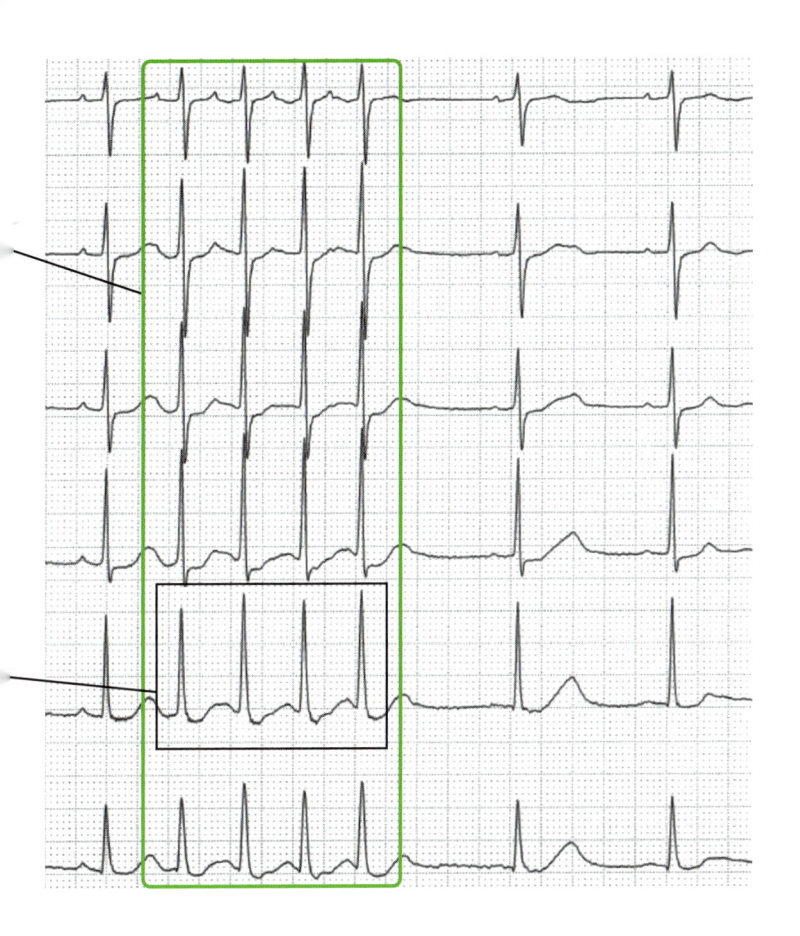

ので，上室頻拍と診断されます．D（D2）判定として問題ありません．

　なお，連発部分の心拍数は，1分間に流れる記録用紙の長さの
「1500 mm」を，「連発部分のRR間隔（mm）」で除して求めています．

心電図所見と判定区分を答えてください.

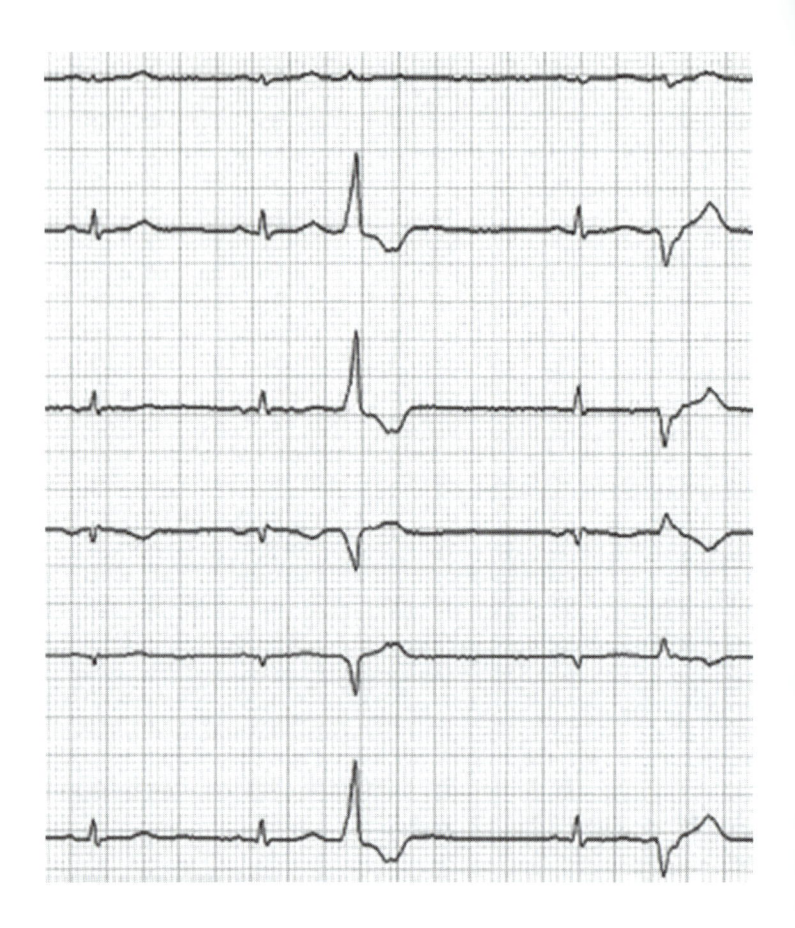

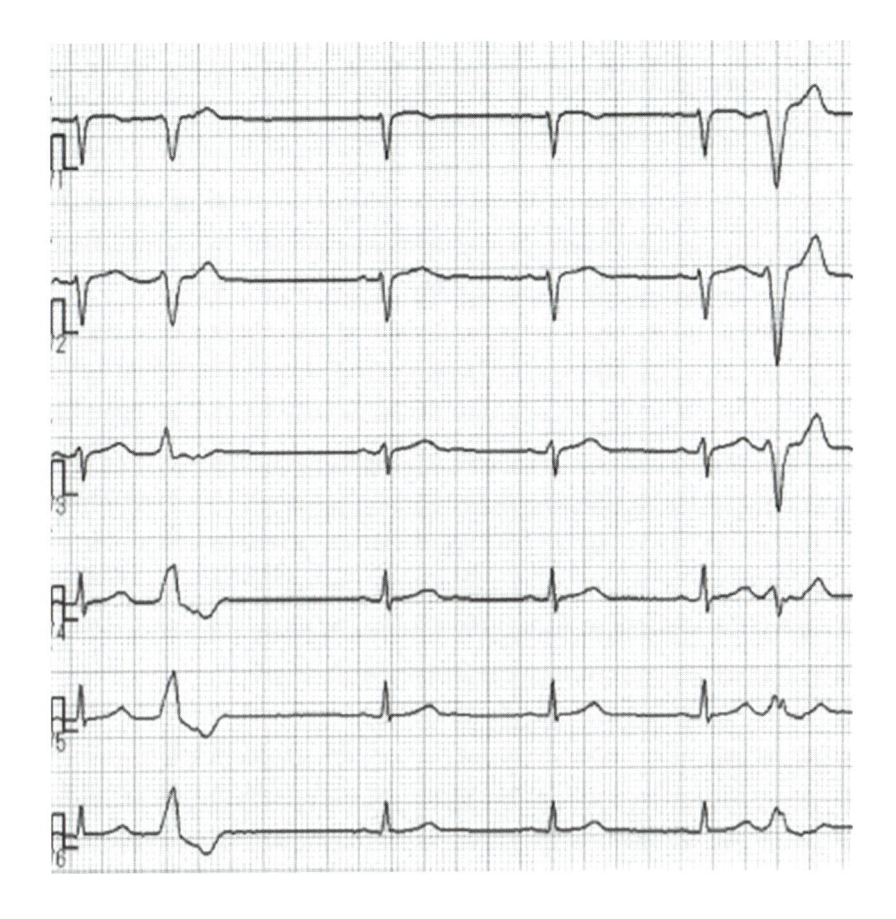

第**74**問 多形性心室期外収縮　頻発（D2）

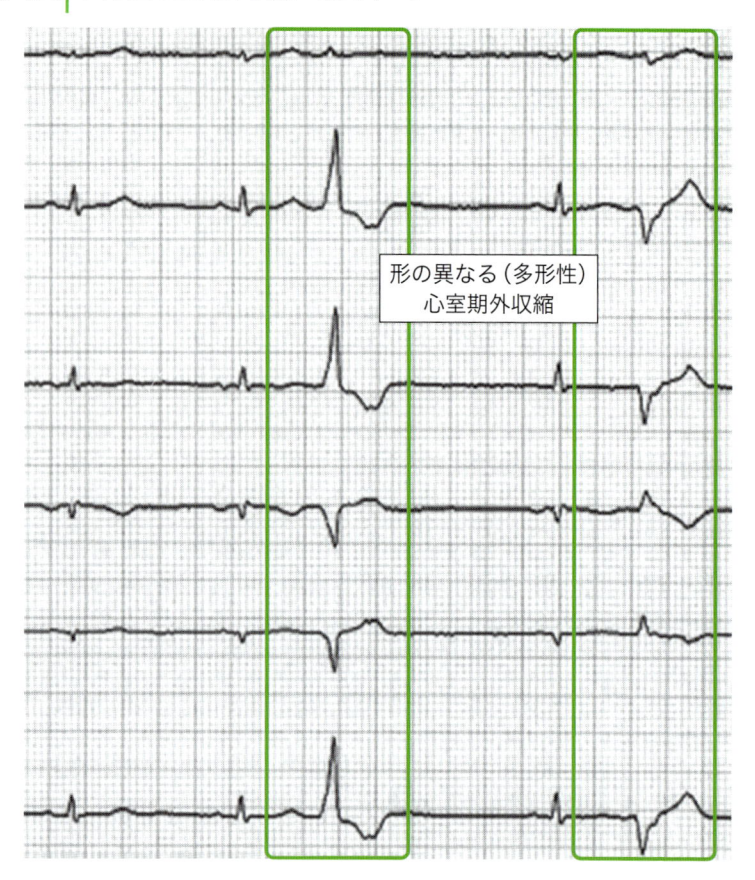

形の異なる（多形性）
心室期外収縮

　異なる形を呈した心室期外収縮が，肢誘導にも胸部誘導にも記録されて
います．多形性心室期外収縮が，3個以上記録されており，「多形性心室
期外収縮の頻発」の診断となります．

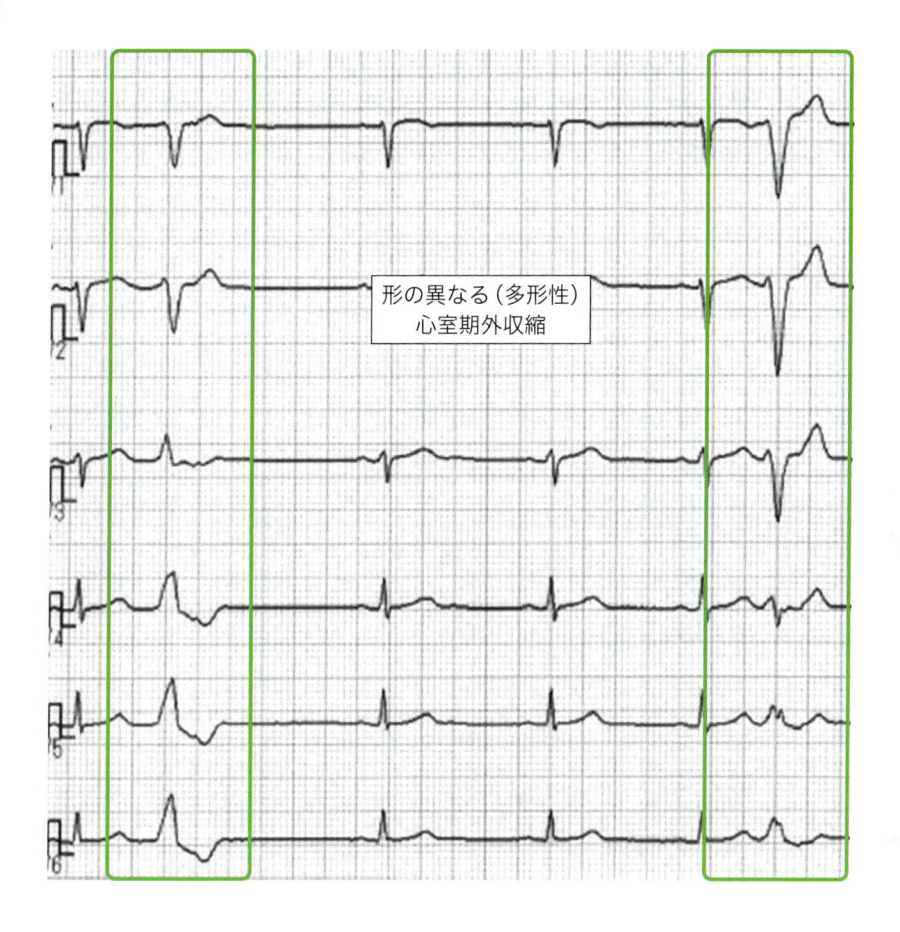

形の異なる（多形性）
心室期外収縮

　2023年版判定マニュアルにはない範疇になりますが，多形性心室期外
収縮がC〜D判定，心室期外収縮の頻発もC〜D判定ですので，厳しく判
定して，D（D2）判定が妥当かと考えます．

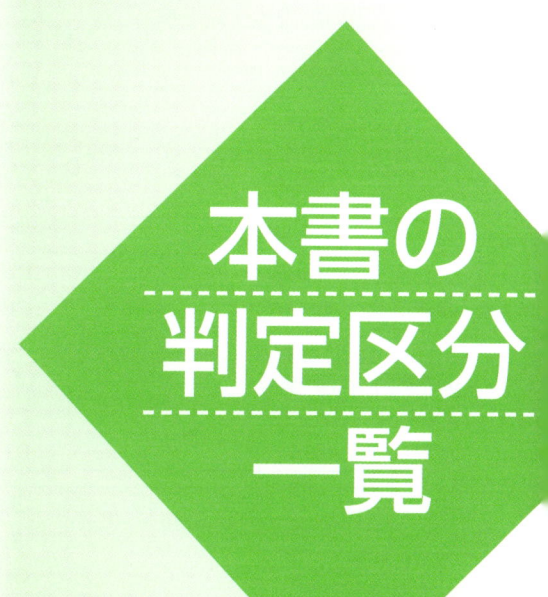

本書の
判定区分
一覧

本書に記載した判定区分一覧

本書で取り扱った判定区分を一覧にしてまとめました．詳細は該当の解説ページを参照してください．

判定区分		判定内容
A		異常なし
B		軽度異常
C	C1	再検査・12か月後
	C2	再検査・3〜6か月後
	C3	再検査・1〜3か月後
D	D1	要治療
	D2	要精査

p.vii

所見		判定区分	備考
徐脈	〜39拍/分	D2	著明な場合はD1
	40〜44	C1	
	45〜49	B	
正常範囲	50〜85	A	
心拍過多	86〜99	C1	
頻脈	100〜	D2	著明な場合はD1
右軸偏位		B	
高度右軸偏位		B	
		C1	左脚後枝ブロック
左軸偏位		B	
		C1	左脚前枝ブロック
		C1	時計回転の合併
極端な軸偏位		B	
不定軸		B	
移行帯：反時計回転		異常なし	
移行帯：時計回転		B	左軸偏位の合併の場合はC1

p.7

p.19

p.31

			B	
1度房室ブロック			C1	以前よりも延長
			D2	PR>0.3秒 徐脈性不整脈に基づく症状あり
Wenckebach型			C1	
Mobitz II型 3度房室ブロック			D2	心不全症状，意識消失などがある場合はD1

<p.63>

PR短縮	自覚症状，家族歴あり		D2	
	自覚症状， 家族歴なし	LGL型	B	
		WPW型	C1	受診歴がない場合はD2

<p.71>

異所性上室調律		B	
移動性心房調律			

<p.75>

左房負荷		B	心室の高電位の合併の場合はC1
右房負荷		B	

<p.81>

左室（右室）高電位	心房負荷なし	B	
	心房負荷あり	C1	受診歴がない場合はC2
左室（右室）肥大	ST-T変化軽度	C1	受診歴がない場合はD2
	ST-T変化中等度	C2	
	ST-T変化高度	D2	

<p.95>

低電位	四肢誘導すべて 0.5 mV未満	B	
	胸部誘導すべて 1 mV未満	区分なし	

R波増高不良		C1	p.109
		D2	前壁中隔梗塞が疑われる場合 （急性期・亜急性期の場合はD1）

			p.119
不完全右脚ブロック		B	
完全右脚ブロック		C1	受診歴なし，かつ動脈硬化性疾患の危険因子がある場合はD2
不完全左脚ブロック		C1	受診歴がない場合はC2
完全左脚ブロック		D2	

RSr′パタン			B		p.127
心室内伝導障害	QRS幅<0.12秒	基礎疾患や動脈硬化性疾患の危険因子　なし	B		
		〃　あり	C1	受診歴がない場合はC2	
	QRS幅≧0.12秒	〃　なし	C1	受診歴がない場合はC2	
		〃　あり	D2		

		p.139
2枝ブロック	C2	受診歴なし，または 自覚症状ありの場合はD2
3枝ブロック	D2	

			p.149
ブルガダ型ST-T異常	coved型	D2	
	saddle-back型	C2	自覚症状，家族歴ありの場合はD2

			p.157
早期再分極（J波）	J点上昇0.1〜0.19 mV	B	不整脈関連の既往，自覚症状，家族歴ありの場合はD2
	J点上昇0.2 mV以上かつST上昇が水平型or下降	C1	

			p.165
早期再分極		B	
心膜炎虚血性変化	急性期	D1	
	それ以外	D2	

ST低下 (0.1 mV以上)	水平型or下降傾斜型 かつ0.2 mV以上のJ点下降	D2	
	それ以外	C1	動脈硬化性疾患の危険因子, 家族歴あり, 未受診, 陰性T波を伴う場合はD2
軽度のST低下		B	動脈硬化性疾患の危険因子ありの場合はC1
T波増高 (1.0 mV以上)		B	超急性期の心筋梗塞, 高K血症の場合はD1
平定T波		B	動脈硬化性疾患の危険因子ありの場合はC1
陰性T波	0.5 mV以上	D2	
	0.5 mV未満	C1	多くの誘導に認められる, 動脈硬化性疾患の危険因子あり, 受診歴なし, ST低下を伴う場合はD2
QTc延長	男性　450〜480 ms 女性　460〜480 ms	C1	自覚症状, 家族歴がある場合はD2
	480〜500 ms	D2	
	500 ms〜	D1	
QTc短縮	330〜350 ms	C1	経時的な短縮傾向がある場合はC2
	〜330 ms	D2	
境界域Q波		B	動脈硬化性疾患の危険因子ありの場合はC1
異常Q波		C1	
	心筋梗塞が疑われる場合	D1〜D2	急性期の場合はD1, それ以外はD2
心房細動		D1	
心房粗動		D1	

p.170

p.181

p.191

p.203

p.227

単発の上室/心室期外収縮		B	基礎疾患，自覚症状がある場合はC1
頻発の上室/心室期外収縮		C1	心室期外収縮の場合，頻発の程度によってはC2〜C3
連発の上室期外収縮		C1〜C3	基礎疾患，自覚症状がある場合はD2
上室頻拍：3連発以上		D2	100拍/分以上
2連発の心室期外収縮		C1〜C3	基礎疾患，自覚症状がある場合はD2
心室頻拍	持続性：30秒以上	D1	
	非持続性：30秒未満	D1〜D2	
多形性心室期外収縮		C2〜C3	基礎疾患，自覚症状がある場合はD2
R on T型の心室期外収縮		D1〜D2	

p.241

p.242

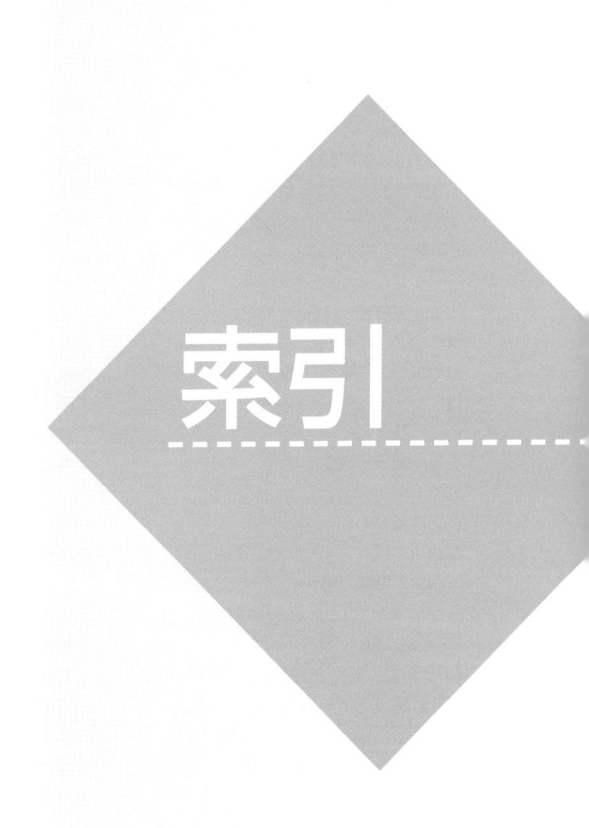

索引

［著者略歴］

上嶋健治

1980年　和歌山県立医科大学 卒業
1984年　和歌山県立医科大学 大学院博士課程 内科学（循環器）修了
　　　　国立循環器病センター 心臓内科 レジデント・医師
1989年　和歌山県立医科大学 内科学（循環器学講座）助手
　　　　（1990〜1991年　米国ロングビーチ退役軍人病院 循環器研究室 留学）
1993年　岩手医科大学 内科学第二講座 講師
1997年　岩手医科大学 内科学第二講座・循環器医療センター 助教授
2006年　京都大学大学院医学研究科 EBM 研究センター 准教授
2010年　京都大学大学院医学研究科 EBM 研究センター 教授
2013年　京都大学医学部附属病院 臨床研究総合センター EBM推進部 教授
2018年　京都大学医学部附属病院 相談支援センター センター長
2021年　宇治武田病院 健診センター 所長

判定区分に迷わない

健診心電図の見方・考え方　精選74問

2024年9月5日　1版1刷　　　　　　　　　　　　© 2024

著　者
うえしまけんじ
上嶋健治

発行者
株式会社 南山堂　代表者 鈴木幹太
〒113-0034　東京都文京区湯島 4-1-11
TEL 代表 03-5689-7850　　www.nanzando.com

ISBN 978-4-525-22301-4